DR. MED. MEIKE DIESSNER

DOC DIESSNERS MUSKEL-CODE

5 Strategien für Frauen – für mehr Kraft, Gesundheit & ein gutes Körpergefühl

INHALT

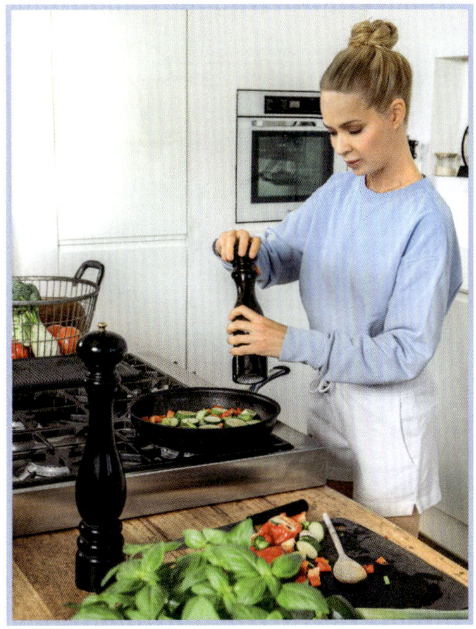

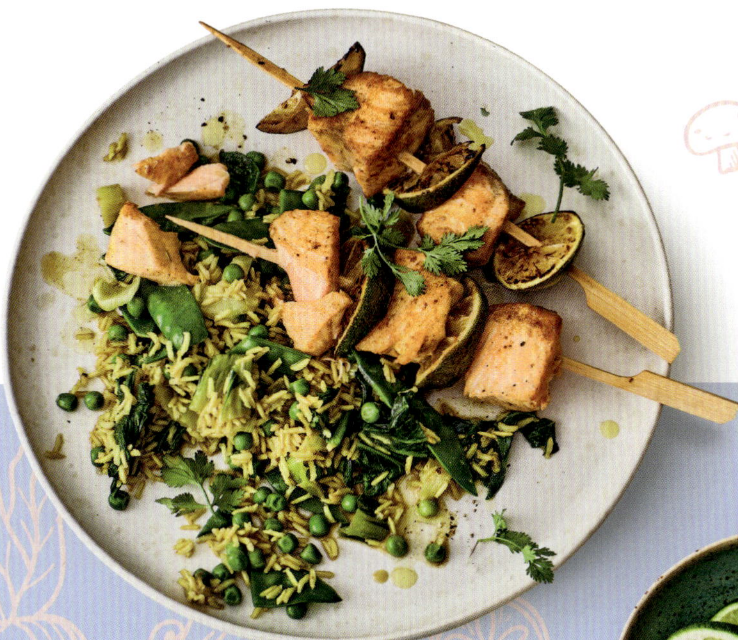

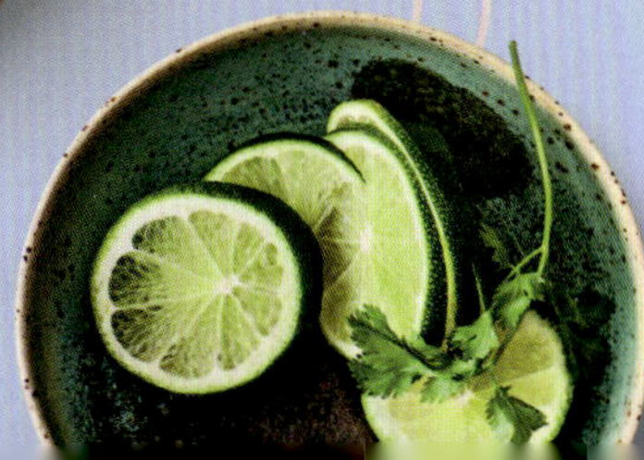

Doc Diessners MUSKELSPRECHSTUNDE: Klartext aus der Praxis

Muskeln sind mein Herzensthema – und zwar nicht nur, weil der Herzmuskel lebensnotwendig ist. Auch die Muskeln unseres Bewegungsapparates haben enorme Auswirkungen auf uns, körperlich und mental. Sie bewegen und entlasten die Gelenke, bringen den Stoffwechsel in Schwung, stärken das Nervensystem und unterstützen unser hormonelles Gleichgewicht. Für Frauen sind Muskeln ein besonderer Gamechanger. Nicht wegen Hängeärmchen-Alarm mit voranschreitendem Alter, sondern weil sie uns Stabilität und Kraft geben, vor allem ab der Perimenopause.

Mit Muskeln habe ich mich nicht nur im Studium und in meiner Facharztausbildung intensiv beschäftigt. Ich habe auch erlebt, was passiert, wenn sie fehlen. Als junges Mädchen wurde ich wegen einer starken S-Verformung (Skoliose) meiner Wirbelsäule operiert, zuvor trug ich jahrelang ein Plastikkorsett. Heute ist mir klar: Hätte man damals meine Muskulatur aufgebaut, wäre diese Tortur vermeidbar gewesen. Aus dieser Überzeugung heraus habe ich als Sport- und Ernährungsmedizinerin die Praxis für Integrative Orthopädie in Bochum gegründet – mit dem Ziel, Operationen an Gelenken und der Wirbelsäule möglichst zu vermeiden. Nicht durch Abwarten, sondern mit Bewegung, der richtigen Ernährung, zielgerichtetem Training und einem ganzheitlichen Blick auf unseren Körper. Ich weiß aus meiner persönlichen Erfahrung und der als Ärztin, wie viel punktgenaue Kräftigung bewirken kann. In diesem Buch zeige ich dir, wie du deine Muskeln stärkst. Und mit ihnen dich selbst. Legen wir direkt los – mit ein paar typischen Fragen, die mir Frauen in meiner Praxis stellen. Vielleicht ist auch für dich schon die eine oder andere Antwort dabei.

? Warum habe ich Rückenschmerzen, obwohl ich regelmäßig im Fitnessstudio trainiere?

Weil du wahrscheinlich vor allem die großen, oberflächlichen Muskeln trainierst – also die, die man sieht und anfasst. Das ist im klassischen Gerätezirkel der Fall. Vernachlässigt werden dabei meist die kleinen Muskeln entlang der Wirbelsäule. Sie sind entscheidend für eine stabile Körperhaltung. Ich sehe oft Bodybuilder in meiner Sprechstunde, mit einer von „außen“ betrachtet perfekt ausgebildeten Muskulatur. Doch gerade sie haben oft Rückenschmerzen, weil sie ihre tiefen Haltemuskeln vernachlässigen. Stärken kannst du diese mit Übungen für Beckenboden und Bauch. In der Praxis verschreiben wir dafür manuelle Therapie, da lernt man genau, wie's geht.

Wie kann ich einem Muskelschwund ab der Perimenopause vorbeugen?

Indem du deine Alltagsbewegungen steigerst und deine Muskeln forderst. Besonders wichtig: mehr Aktivität im täglichen Leben. Treppen steigen statt Fahrstuhl, Wege zu Fuß statt mit dem Auto. Das bringt deine Muskulatur in Aktion – und genau das zählt schon vor der Lebensmitte. Dazu kommt Krafttraining. Dafür musst du nicht wie Arnold Schwarzenegger schwere Gewichte in der Muckibude stemmen. Gelenkschonend geht das auch mit dem eigenen Körpergewicht und Hilfsmitteln wie Hanteln, Widerstandsbändern oder Kettlebells. Ergänzendes Ausdauertraining wie Radfahren, Schwimmen und schnelles Gehen unterstützt die Durchblutung und steigert den Stoffwechsel deiner (Muskel-)Zellen. Vermeide längere Phasen des Stillstands und plane über den Tag verteilt kleine Bewegungseinheiten ein.

Was ist wichtiger: Kraft- oder Ausdauertraining?

Beides ist wichtig, aber Krafttraining wird oft unterschätzt. Noch immer glauben viele, dass Ausdauertraining wie Joggen oder Radfahren der beste Weg sei, um das Herz-Kreislauf-System fit zu halten. Doch neue Studien zeigen: Schon 30 Minuten Krafttraining pro Woche können das Risiko für Herz-Kreislauf-Erkrankungen und Typ-2-Diabetes um bis zu 36 Prozent senken. Die Harvard University hat

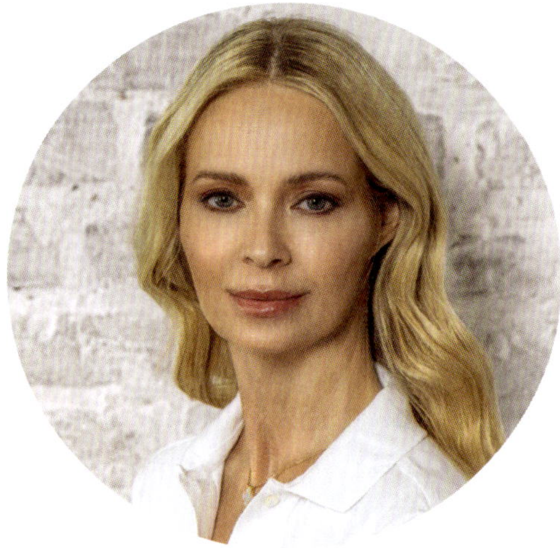

verschiedene Untersuchungen ausgewertet, mit einem klaren Ergebnis: Krafttraining wirkt genauso präventiv wie Ausdauertraining. Es stärkt nicht nur die Muskeln, sondern verbessert auch Blutzuckerwerte, Blutdruck und Zellstoffwechsel.

Kann ich mir mit einer Kortisonspritze eine OP an Gelenken oder Rücken ersparen?

Nein! Kortison kann nur Symptome wie schmerzhafte Entzündungen oder Schwellungen lindern, nicht aber die Ursache der Erkrankung. Bei häufiger Anwendung schadet es dem Gelenkknorpel, macht ihn bröselig und die Arthrose schreitet weiter voran. Ich setze in meiner Praxis häufig auf sanfte Alternativen wie beispielsweise Eigenblut- oder Stammzelltherapien. Entscheidend ist aber eins: gezieltes Muskeltraining. Nur starke Muskeln können Gelenke und Wirbelsäule entlasten – und sind somit der beste Schutz vor Operationen.

STARK STATT SCHMAL:
Warum Kraft die neue Leichtigkeit ist

Muskeln können viel mehr, als man ihnen ansieht. Sie formen nicht nur den Körper, sondern geben Halt, heben die Stimmung, helfen beim Atmen. Sie sorgen dafür, dass wir Nahrung schlucken und durch den Verdauungstrakt befördern können. Gesundheit bedeutet also nicht einfach nur, schlank zu sein oder einen perfekten Body-Mass-Index zu haben. Genau darum geht's hier.

Vor einigen Jahren galt noch das Schönheitsideal: je schmaler, desto besser. Size Zero war das große Ziel – auf dem Laufsteg, in den sozialen Medien, oft auch im eigenen Spiegelbild. Doch das ändert sich glücklicherweise langsam. Immer mehr Frauen und auch die Industrie entdecken, dass Gesundheit nicht nur auf der Waage messbar ist, sondern in der Kraft, die in uns steckt. Muskeltraining und eine proteinreiche Ernährung sind heute kein Nischenthema mehr, sondern ein selbstbewusster Weg, den eigenen Körper zu feiern und sich in ihm zu Hause zu fühlen.

Viel mehr als Eitelkeit

Ein gesunder Trend: Schließlich sind Muskeln wie Bodyguards für unseren Bewegungs- und Stützapparat. Eine kräftige Muskulatur stabilisiert Gelenke, schützt vor Verletzungen und gibt Sicherheit im Alltag wie im Sport. Gleichzeitig verbessert sie Koordination, Beweglichkeit und Belastbarkeit.

Ab dem 30. Lebensjahr baut der Körper jedoch ohne Training jedes Jahr kontinuierlich Muskelmasse ab – meist unbemerkt, bis Treppen anstrengender werden oder Rückenschmerzen häufiger auftreten. In den Wechseljahren verstärkt der sinkende Östrogenspiegel diesen Prozess zusätzlich, weil er nicht nur die Knochen, sondern auch die Muskulatur schwächt. Regelmäßiges Krafttraining setzt den Impuls, den unsere Muskeln zum Wachsen brauchen. Es geht dabei nicht um Eitelkeit, sondern um Vorsorge – für mehr Stärke im Alltag und eine längere gesunde Lebensspanne.

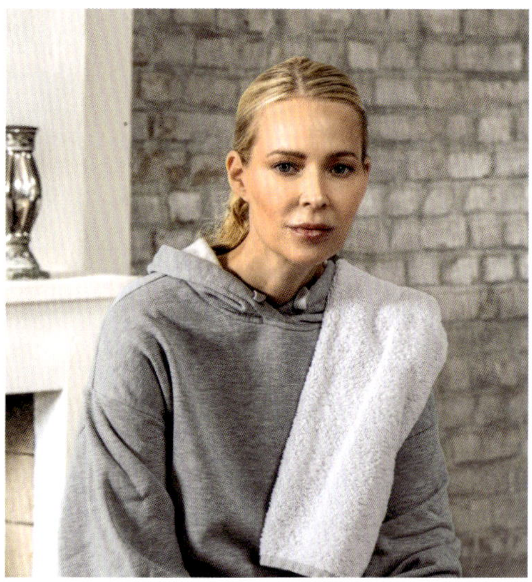

5 Muskelzonen, die jede Frau trainieren sollte

Hier lohnt sich ein gezieltes Work-out: Diese Muskeln stützen, straffen und schützen – dort, wo der weibliche Körper gerne mal der Schwerkraft folgt.

► **Beine & Po**
Wichtig für die Rumpfstabilität, einen festen Stand und ein sicheres Gangbild sowie gesunde Knie- und Hüftgelenke. Außerdem das beste Mittel gegen Cellulite.

► **Rücken**
Oben und unten kräftigen! Denn nur ein starker Rücken kann entzücken. Gut trainierte tiefe Rückenstrecker (autochthone oder primäre Muskeln) schützen vor Verspannungen, Haltungsschäden und Rückenschmerzen – vor allem durch tiefenstabilisierende Übungen wie Beckenbodentraining.

► **Bauch**
Der Gegenspieler zum Rücken: Eine starke Bauchmuskulatur stabilisiert die Wirbelsäule und entlastet den unteren Rücken.

► **Brustmuskulatur**
Oft unterschätzt, aber entscheidend: Sie sorgt für eine aufrechte Haltung und beugt mit zunehmendem Alter Nacken- und Schulterbeschwerden vor. Eine trainierte Brustmuskulatur unterstützt Atembewegungen durch Anheben der Rippen, formt die Brustpartie und kann das Dekolleté straffen.

► **Schultern & Arme**
Erleichtern viele Alltagsbewegungen und beugen haltungsbedingten Funktionseinschränkungen und Arthrose der Schultern vor.

Gewicht regulieren ohne Diätstress

Wenn du abnehmen oder dein Gewicht langfristig stabil halten möchtest, ist Krafttraining unerlässlich. Denn je mehr Muskulatur du hast, desto höher ist dein Energieverbrauch – sogar in Ruhe. Das bedeutet: Dein Körper verbrennt selbst dann mehr Kalorien, wenn du einfach nur auf dem Sofa sitzt. Gerade wenn Joggen oder Ballsportarten aufgrund von Rückenschmerzen, Gelenkbeschwerden oder Übergewicht schwierig sind, ist Krafttraining ein effektiver Einstieg. Außerdem verbessern Muskeln deine Insulinsensitivität. Mit wachsender Muskelmasse fallen die Blutzuckerspitzen flacher aus. Das heißt: Dein Körper kann Zucker aus dem Blut besser verwerten und schiebt ihn nicht in Leber und Fettzellen ab. Das schützt dich nicht nur vor Heißhunger, sondern auch langfristig vor Stoffwechselerkrankungen wie Typ-2-Diabetes und Fettstoffwechselstörungen. Kurz gesagt: Wenn du deine Muskeln trainierst, bringst du nicht nur einen geringeren Fettanteil auf die Waage, sondern du bekommst auch mehr Kontrolle über deine Gesundheit.

Training als Stimmungs-Booster

Muskeln machen stark und stabil – auch im Kopf. Studien zeigen, dass Frauen, die regelmäßig Krafttraining betreiben, weniger psychische Beschwerden haben, sich selbstbewusster fühlen und ihren Körper besser wahrnehmen. Eine 2018 in der Fachzeitschrift „JAMA Psychiatry" veröffentlichte Untersuchung belegt sogar: Regelmäßiges Krafttraining geht mit deutlich weniger Depressionssymptomen einher – unabhängig von Alter, Geschlecht oder Trainingshäufigkeit. Außerdem erhöht Krafttraining die Aufmerksamkeitsspanne, stärkt die Stressresistenz und fördert die Ausschüttung von Glücks- und Wohlfühlhormonen wie Dopamin, Serotonin und Endorphinen. Gerade in Lebensphasen voller Veränderungen – körperlich, hormonell, emotional – kann Krafttraining so zu einer echten Stütze werden.

Unsichtbar, aber unverzichtbar

Es gibt Muskeln, die siehst du nicht im Spiegel – lässt du sie jedoch verkümmern, spürst du sie sehr deutlich. Die Rede ist von den tief liegenden „unsichtbaren Muskeln" rund um Wirbelsäule, Becken und Bauch. Dazu gehören unter anderem die tiefen Rückenstrecker, auch autochthone Muskeln genannt. Also jene Muskelstränge entlang der Wirbelsäule, die uns stabilisieren, aufrichten und vor Rückenschmerzen, Bandscheibenvorfällen oder Gelenkverschleiß schützen.
Für Frauen ist eine stabile Körpermitte besonders wichtig. Wir haben ein erhöhtes Risiko für Rückenprobleme und Verspannungen – durch hormonelle Veränderungen, belastende Alltagspositionen oder nach der Geburt. Eine stabile Körpermitte unterstützt den Beckenboden, der vor allem durch Schwangerschaft und Geburt stark beansprucht wird. Regelmäßiges Core-Training fördert die Rückbildung und wirkt Inkontinenz entgegen.

Um die „unsichtbaren Muskeln" zu aktivieren, brauchst du kein Fitnessstudio: Funktionelle Übungen mit dem eigenen Körpergewicht, Bauchmuskel- sowie Beckenbodentraining wirken hier am besten. Auch Schwungstäbe – flexible Trainingsstäbe, die durch kleine Bewegungen in Vibration versetzt werden – können helfen, die tief liegende Muskulatur gezielt zu fordern.

Meine persönliche Fitnessroutine

Bei meiner Arbeit in der Praxis befinde ich mich ständig in Zwangspositionen – bei Injektionen oder Untersuchungen oft vornübergebeugt über einer Liege, mit Kopf und Halswirbelsäule in einer ziemlich unnatürlichen Haltung. An manchen Tagen merke ich das deutlich: Es zieht im Nacken und der untere Rücken war auch schon mal beweglicher. Vor einigen Jahren machte mir das nichts aus. Mein Körper glich die Fehlhaltungen aus. Seit der Perimenopause merke ich nach langen Arbeitstagen aber doch, dass ich „Rücken" habe.

Was hilft? Training, und zwar dreimal pro Woche. Dafür gehe ich in einen Milon-Zirkel, den es in vielen Physiopraxen, Fitnessstudios oder Reha-Zentren gibt. Das ist ein computergestützter Gerätezirkel, bei dem alle großen Muskelgruppen effektiv trainiert werden. Danach mache ich mit einer Trainerin Übungen für die Core-Stabilität, stärke meinen Beckenboden und greife zum Schwungstab. An anderen Tagen stehe ich morgens eine Dreiviertelstunde früher auf und mache zu Hause Work-outs mit Elementen aus Tanz, Koordination, Kräftigung und Kondition. Ich liebe High Intensity Interval Training (HIIT)! Eine Studie der University of Turku (Finnland) zeigt: HIIT führt zu einer deutlich stärkeren Ausschüttung körpereigener Endorphine im Gehirn – und hebt dadurch nachweislich die Stimmung. Somit starte ich gleich positiv in den Tag. Und genau das ist meine Motivation: mehr Energie, mehr Haltung, weniger Schmerzen. Wer kann da noch Nein sagen?

Clever trainieren mit wenigen Übungen

Du willst viel in kurzer Zeit erreichen? Setze auf Grundübungen, die mehrere Muskelgruppen gleichzeitig fordern und deine Mitte stabilisieren. Meine Favoriten sind:

► **Kniebeugen**
Klassiker für Beine, Gesäß, Bauch – trainiert insgesamt über 200 Muskeln! Ich baue sie schon morgens beim Föhnen ein. Aber, nicht bei aktivierter Arthrose geeignet. Bei Knieproblemen vorher den Arzt oder Physio fragen.

► **Kreuzheben**
Stärkt Rücken, Po, Oberschenkel und Rumpf. Stell dich hüftbreit hin, halte eine Langhantel oder zwei volle Wasserflaschen vor den Körper. Mit geradem Rücken langsam nach vorn beugen, Po nach hinten, Blick vorn. Dann mit Kraft aus Beinen und Gesäß wieder aufrichten. Bauch anspannen. Saubere Technik ist wichtig (dazu gibt's Tutorials auf YouTube).

► **Liegestütze**
Trainiert Brust, Schultern, Arme und Rumpf. Zu schwer? Dann starte am besten auf den Knien oder an einer Erhöhung (z. B. Wand, Stuhl).

► **Planks (Unterarmstütz)**
Auf Unterarme und Fußspitzen stützen, der Körper bildet eine gerade Linie. Bauch, Rücken, Schultern und Gesäß anspannen, ohne durchzuhängen oder den Po hochzustrecken. Genial für Haltung und Tiefenmuskulatur.

► **Curl-ups (Bauchmuskelaufrollen)**
Schonende Sit-up-Variante: Auf den Rücken legen, Füße aufstellen, Hände an den Hinterkopf oder vor der Brust verschränkt. Oberkörper langsam nach oben rollen, bis sich die Schultern vom Boden lösen, dann langsam wieder abrollen. Kein Schwung, kein Ziehen am Nacken. Stärkt gezielt die geraden Bauch- und die tiefenstabilisierenden Muskeln.

WAS MUSKELN ALT AUSSEHEN LÄSST
– und wie du dagegenhältst

Ob unsere Muskeln leistungsfähig bleiben, hängt nicht nur vom Training ab, sondern auch von unseren täglichen Gewohnheiten. Manche Lifestyle-Faktoren wirken im Hintergrund und zehren leise an unseren Reserven – gut, wenn man das früh erkennt.

Traurig, aber wahr: Unsere Muskeln altern, genau wie Haut und Bindegewebe. Neulich sagte Lilly Becker im Fernsehen: „Seitdem ich in der Menopause bin, habe ich sogar Cellulite an den Armen." Den typischen „Hagelschlag" vermuten wir eher an Oberschenkeln oder Po, doch in den Wechseljahren tritt er oft auch an anderen Stellen auf. Laut Studien sind 80 bis 90 Prozent aller Frauen betroffen – durch Fettansammlungen, schwächeres Bindegewebe, hormonelle Veränderungen und eine schlechtere Durchblutung. Dabei spielt nicht nur das Alter eine Rolle, sondern auch der Lebensstil. Hier zeige ich dir die größten Muskel-Aging-Fallen.

Bewegungsmangel

Nichts geht, wenn sich nichts bewegt! Inaktivität beschleunigt den altersbedingten Muskelabbau (auch Sarkopenie genannt) massiv – besonders bei Frauen, die im Alltag sowieso schon viel sitzen. Sie verlieren ab Mitte 30 etwa drei bis acht Prozent Muskelmasse pro Jahrzehnt, nach dem 50. Lebensjahr sind es fünf bis zehn Prozent. Unsere Muskeln treten also bereits vor der Perimenopause den Rückzug an. Die gute Nachricht: Schon regelmäßige Alltagsbewegung und leichtes Krafttraining können diesen Prozess deutlich verlangsamen.

Industrielle Ernährung und Übersäuerung

Weißt du, was die Muskeln richtig sauer macht? Wenn du vor allem Fertigprodukte, Zucker, Transfette und Weißmehl isst. Damit schwächst du deine Muskulatur. Zu viele säurebildende Lebensmittel und zu wenig basische (Gemüse, Obst) – das bringt den Säure-Basen-Haushalt leider in Schieflage. Die Folge: Verspannungen, Schmerzen und eine Fettdegeneration der Muskulatur. Dabei lagert sich Fett ins Muskelgewebe ein, schwächt die Fasern und ersetzt die Struktur – selbst bei Aktiven. Deshalb: basisch, eiweißreich und naturbelassen essen.

Nährstoffdefizit

Neben Eiweiß sind Mikronährstoffe entscheidend für starke Muskeln. Ein Mangel an Vitamin D und C schwächt die Kraft. Magnesium und Kalzium sind ebenso wichtig – fehlen sie, sinken Leistungsfähigkeit und Erholungsgeschwindigkeit. Achtung: Selbst bei normalen Blutwerten kann ein Magnesiummangel bestehen, da 60 Prozent im Knochen gespeichert sind.

Chronische Erkrankungen

Chronische Erkrankungen wie Diabetes, Arthrose oder Rheuma gehen oft mit Kraftverlust einher. Nicht nur durch die Krankheit selbst, sondern auch durch Medikamente wie Kortison, Fettsenker oder Diabetespräparate. Diese wirken als Mikronährstoffräuber, bremsen den Muskelstoffwechsel und sorgen dafür, dass sich die Muskulatur verstärkt abbaut. Wer dauerhaft darauf angewiesen ist, sollte Muskeln mit Training, proteinreicher Ernährung und den richtigen Mikronährstoffen (S. 38/39) belohnen.

Stress

Stress schadet den Muskeln. Das Hormon Cortisol bremst ihren Aufbau, fördert den Abbau von Eiweiß und stört die Regeneration. Wer dauerhaft gestresst ist, schlecht schläft oder beim Training ständig wie ein Duracell-Häschen Vollgas gibt, bringt den Körper in den Notfallmodus. Das heißt: Muskelwachstum adieu. Pausen, eine gute Schlafqualität und Entspannung sind deshalb genauso wichtig wie das Training selbst.

Rauchen

Rauchen setzt deiner Muskulatur gleich mehrfach zu. Schon bevor die Lunge messbar geschädigt ist, leiden die Muskeln unter Sauerstoffmangel und einem Überschuss an bis zu 1000 Billionen freien Radikalen. Zigarettenrauch wirkt sich substanziell auf die weiblichen Hormone aus, reduziert die Produktion von Östrogen und Progesteron und bringt den Zyklus sowie die Fruchtbarkeit aus dem Gleichgewicht.

Alkohol

Auch Alkohol bremst den Muskelaufbau gleich mehrfach, besonders bei regelmäßigem Konsum. Studien zeigen: Wer oft trinkt, hat im Alter bis zu sechs Prozent weniger Muskelmasse und ein höheres Risiko für Stürze. Klingt nicht gerade berauschend, oder? Schon kleine Mengen bremsen den Muskelaufbau, steigern Cortisol, hemmen Testosteron und stören Schlaf und Flüssigkeitshaushalt. Zudem wird die Aufnahme wichtiger Nährstoffe wie Eiweiß, Kalzium und Magnesium blockiert – mit Folgen für Regeneration und Muskelwachstum.

Hormonelle Veränderungen

Mit der Menopause verändert sich auch die Muskulatur: Sinkende Östrogen- und Testosteronspiegel beschleunigen den Abbau und fördern Fettansammlungen, besonders am Bauch. Das begünstigt chronische Mikroentzündungen, die den Muskelstoffwechsel zusätzlich belasten. Pflanzliche, antientzündliche und basische Lebensmittel helfen, diesen Kreislauf zu durchbrechen und deine Kraft zu erhalten.

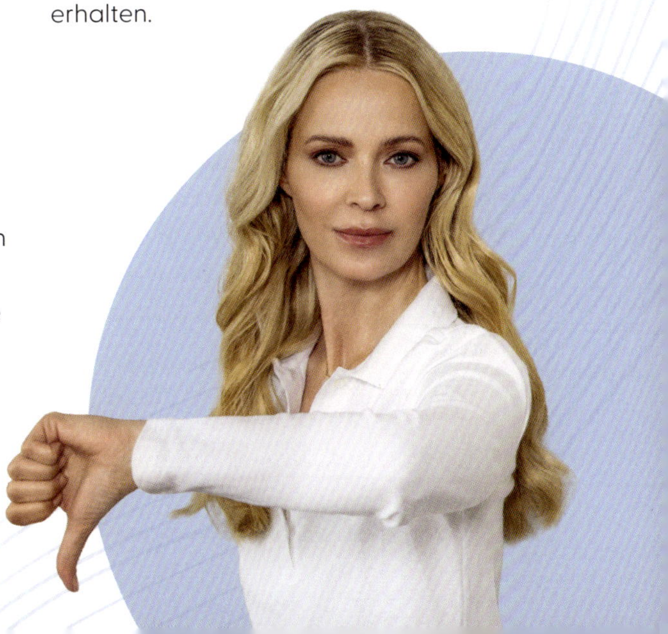

ZYKLUS-FITNESS:
Training im Takt der Hormone

Mal fühlst du dich stark und voller Energie, manchmal eher wie auf Sparflamme? Das liegt nicht nur an deiner Disziplin, sondern oft an deinen Hormonen. Die verändern sich – im Laufe deines Zyklus und mit dem Alter. Wenn du weißt, wie dein Körper tickt, kannst du deine Ernährung sowie Trainingseinheiten anpassen und mehr rausholen.

Oft ist uns gar nicht bewusst, welchen großen Einfluss unsere Hormone auf die Funktion der Organe haben. Vieles läuft unbemerkt ab und wir nehmen es als gegeben hin. Doch hormonelle Veränderungen sind kein Schicksal, dem wir uns hingeben müssen. Wenn wir verstehen, was im Hintergrund passiert, können wir gezielt damit arbeiten.

Weibliche Geschlechtshormone beeinflussen viele Körperfunktionen: Östrogen ist tatkräftig, aktiv und jederzeit bereit, etwas auf die Beine zu stellen. Progesteron dagegen mag es entspannter – als „Kuschel- und Wohlfühlhormon“ sorgt es für Ruhe und Ausgleich. So unterschiedlich die beiden wirken, zusammen sind sie ein eingespieltes Team.

Genau darauf baut zyklussynchrones Training auf: Es nutzt die natürlichen Hormonschwankungen und macht dich stärker, fitter und motivierter. Studien zeigen, dass Frauen mehr Fortschritte erzielen, wenn sie intensive Krafteinheiten vor allem in der Follikelphase einbauen. In dieser Zeit pusht Östrogen den Muskelaufbau, während Progesteron später eher auf die Bremse tritt. Auch die Ernährung lässt sich anpassen – mit Lebensmitteln, die den Zyklus unterstützen.

Wenn die Muskeln plötzlich Pause machen

Doch was, wenn der gewohnte Rhythmus ins Stocken gerät? Mit Beginn der Perimenopause verändert sich vieles: Der Zyklus wird unregelmäßig, Energie und Stimmung schwanken, die Muskulatur gerät aus der Form.

Hauptursache ist der sinkende Östrogenspiegel. Östrogen sorgt nicht nur für gute Laune, sondern ist entscheidend für Muskelaufbau und -erhalt. Es unterstützt die Bildung neuer Muskelmasse und macht Trainingsreize wirksamer. Sinkt es, baut der Körper schneller ab und reagiert weniger empfindlich auf Belastung. Dazu kommt Progesteron: Überwiegt es im Verhältnis zum Östrogen, werden wir „gemütlicher“ und bewegen uns weniger. Außerdem erschwert das Hormon den Muskelzellen, Zucker (Glukose) aus dem Blut aufzunehmen. Und genau dieser Zucker liefert die Energie, die Muskeln fürs Wachstum brauchen. Auch das Tes-

tosteron nimmt ab. Obwohl Frauen es nur in kleineren Mengen haben, spielt es eine wichtige Rolle für Kraft und Belastbarkeit. Fehlt es, fehlt auch ein weiterer Antrieb für den Muskelaufbau.
Und als wäre das nicht genug, kommt noch der Alltag dazu: Job, Familie, Haushalt – alles läuft parallel, nur Pausen fehlen. Ja, wir Frauen sind „People-Pleaser". Doch wie du bereits weißt: Dauerstress erhöht den Cortisolspiegel, Regeneration bleibt auf der Strecke und der Körper kann kaum Kraft aufbauen. Gerade jetzt ist es wichtig, die hormonellen Veränderungen zu verstehen – und aktiv etwas dafür zu tun, dass deine Muskeln stark bleiben.

Wechseljahre? Dann wechsel dein Work-out!

In der Menopause kommt es beim Training besonders auf die richtige Mischung an. Studien zeigen, welche Bestandteile in dieser Lebensphase nicht fehlen dürfen: Schweres Krafttraining mit höheren Gewichten, kurze explosive Belastungen und genug Pausen bringen kombiniert die besten Effekte. So wird der Muskelaufbau maximal unterstützt und die altersbedingte Abnahme von Muskelmasse und Knochendichte gebremst.

Zusätzliche Schlüsselfaktoren für den Erhalt und Aufbau von Muskulatur in der Menopause sind regelmäßige Bewegung, Ausdauertraining, eine ausreichende Proteinaufnahme und – falls medizinisch sinnvoll – eine individuelle, auf dich abgestimmte Therapie mit bioidentischen Hormonen.

MEIN TIPP

für ein optimales Training von der Peri- bis zur Postmenopause:

Krafttraining intensiv
Schweres Widerstandstraining mit Hanteln oder Geräten.
2-4 Sätze pro Übung, jeweils 5-12 Wiederholungen mit hohem Gewicht.
Kombiniere Grundübungen wie Kniebeugen, Kreuzheben und Liegestütze mit Isolationsübungen, die nur eine kleine Muskelgruppe beanspruchen (z. B. Bizeps, Trizeps oder Oberschenkel).

Schnellkraft aufbauen
Plyometrische Übungen (S. 24) wie Sprünge oder kurze Sprints einbauen – wenn deine Gelenke noch glücklich sind. Das hält Muskeln und Nervensystem reaktionsschnell und beugt Stürzen vor.

Ausdauer als Extra-Boost
Krafteinheiten durch Intervalltraining (z. B. HIIT) ergänzen. Fördert den Stoffwechsel, erhöht den Energieverbrauch und stärkt Herz und Kreislauf.

Regelmäßig bleiben
Zwei- bis dreimal pro Woche trainieren.
Nach intensiven Einheiten 24-48 Stunden Pause einplanen.

Saubere Technik
Gerade bei schwerem Training zunächst eine Anleitung bei einem Profi holen.
Mit leichten Gewichten starten, Bewegungsabläufe üben, dann steigern. Sowohl Geräte- als auch Körpergewichtsübungen einbinden.

DEIN TRAININGS-GUIDE

durch den Zyklus

Jede Zyklusphase wirkt anders auf Energie, Kraft und Motivation. Hier erfährst du, wann dein Körper bereit ist für Power-Training – und wann er eher nach Ruhe, Stretching oder sanfter Bewegung verlangt.

MENSTRUATIONSPHASE (Tag 1–7)

Der Östrogenspiegel ist auf dem Tiefstand. Es empfiehlt sich, sanfte Bewegungen wie Yoga, Spaziergänge, Radeln an der frischen Luft oder leichtes Cardiotraining zu machen. Jetzt zählt Regeneration, keine Rekorde. Dir bekommen leicht verdauliche, entzündungshemmende Lebensmittel wie gedünstetes Gemüse, Reis und Haferflocken. Eisenhaltige Zutaten (Hülsenfrüchte, Nüsse, Spinat, Hirse) helfen, den durch die Blutung entstehenden Eisenverlust auszugleichen.

FOLLIKELPHASE (Tag 7–11)

Die Leistung steigt – weil das Östrogen zunimmt und wachstumsfördernd auf die Muskulatur wirkt. Intensives Kraft- und Cardiotraining sind nun genau richtig, denn dein Körper ist auf Fortschritt programmiert! Komplexe Kohlenhydrate (Vollkornprodukte, Hülsenfrüchte, Quinoa) und etwa 1,4 bis 2,2 g Protein pro kg Körpergewicht unterstützen den Muskelaufbau, da sie dank des hohen Östrogenspiegels besonders gut verwertet werden.

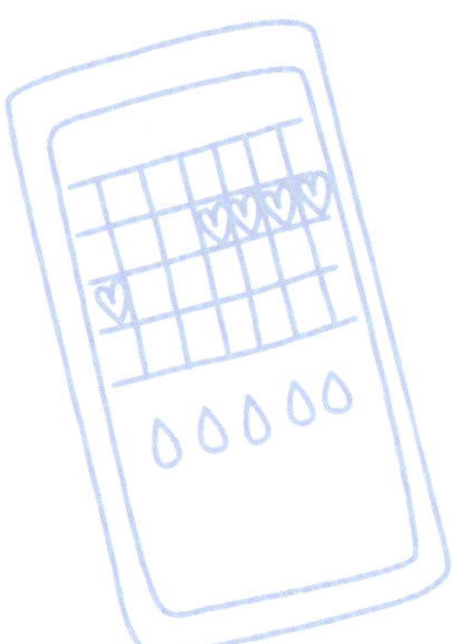

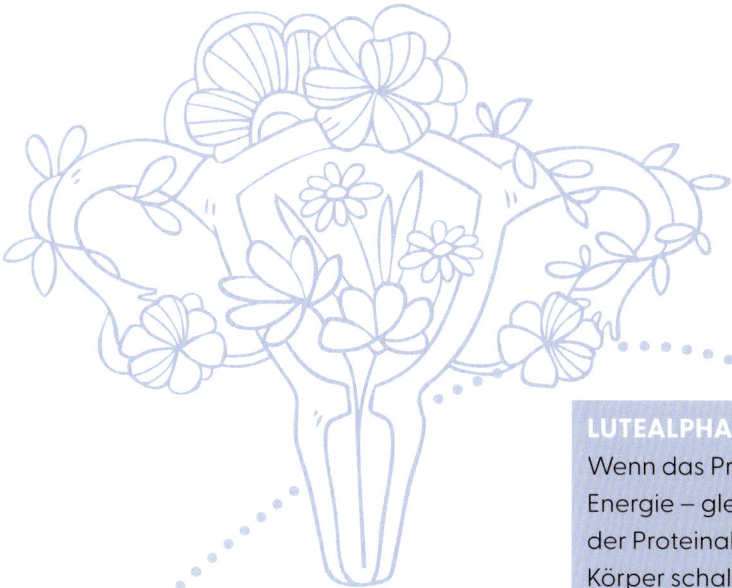

EISPRUNG

(Tag 12–15)

Hormoneller Höhepunkt: Das Östrogen und das eisprungauslösende Luteinisierungshormon (LH) sind am Maximum. Deine Schmerztoleranz steigt, du bist belastbar und topfit. Die Phase ist ideal für intensive Work-outs, Hantel-Einheiten und HIIT. Auf deinem Speiseplan stehen weiterhin komplexe Kohlenhydrate für Energie und Muskelaufbau. Auch der Proteinbedarf bleibt hoch (siehe Follikelphase). Antioxidantienreiche Lebensmittel wie Beeren, Spinat und Paprika können zusätzlich unterstützen.

LUTEALPHASE

(Tag 16–28)

Wenn das Progesteron steigt, sinkt die Energie – gleichzeitig verstärkt sich der Proteinabbau in den Muskeln. Der Körper schaltet einen Gang zurück, deshalb gilt: moderater trainieren. Leichtes Krafttraining, Pilates, Nordic Walking oder Schwimmen bieten sich an. Anfangs ist oft noch Energie da, doch je näher die Menstruation rückt, desto mehr Entschleunigung tut gut. Reduziere die Intensität und achte auf Regenerationsphasen. Wichtig sind jetzt mehr Proteine (gehe an die Grenze von bis zu 2,2 g pro kg Körpergewicht) und regelmäßige, energiereiche Mahlzeiten. Komplexe Kohlenhydrate (Kartoffeln, Vollkornpasta) sowie antientzündliche Pflanzenfette liefern die nötige Energie und unterstützen die Hormonbalance. Omega-3-Fettsäuren (Fisch, Leinsamen, Walnüsse) sowie Magnesium und Kalzium helfen gegen PMS-Beschwerden und fördern die Regeneration.

MUSKELN UND NERVEN – ein starkes Team

Ohne Nerven läuft in unserem Körper nichts. Jede noch so kleine Bewegung beginnt im Kopf: Das Gehirn schickt seine Signale über das Rückenmark und feine Nervenbahnen an unsere Muskulatur. Nur so kann der Körper Kraft aufbringen oder entspannen. Dieses Zusammenspiel wird oft unterschätzt. Deshalb war mir klar: In diesem Buch soll auch ein Neurologe zu Wort kommen – und zwar Prof. Dr. Christoph Kleinschnitz, Direktor der Klinik für Neurologie am Universitätsklinikum Essen. Ein echter Experte für unser Nervenkostüm!

? Was passiert, wenn die Zündschnur zwischen Gehirn und Muskeln gestört ist?

Dann kann die Muskulatur nicht mehr richtig arbeiten. Das sieht man zum Beispiel bei einem Schlaganfall oder bei Multipler Sklerose – beides Erkrankungen des zentralen Nervensystems, die oft Lähmungen auslösen. Auch einzelne Nerven können betroffen sein, etwa bei einem Bandscheibenvorfall. In solchen Fällen wird der Muskel nicht mehr richtig angesteuert und kann mit der Zeit sogar abbauen.

? Wie kann ich mein Nervensystem unterstützen?

Das Nervensystem braucht Reize, um leistungsfähig zu bleiben. Motorik, Gleichgewicht und Koordination lassen sich gezielt trainieren – das baut auch die Muskulatur auf. Umgekehrt senden aktive Muskeln Signale aus, die das Nervensystem stärken und seine Regeneration unterstützen. Zwischen Nerven und Muskeln besteht eine enge Wechselwirkung.

? Welche Trainingsformen sind besonders sinnvoll für Frauen?

Am besten eine Mischung: Balance- und Koordinationsübungen für das Kleinhirn, Krafttraining mit Gewichten für gezielten Muskelaufbau und Ausdauertraining wie Joggen oder Schwimmen für Herz und Kreislauf. Pilates oder Yoga stärken die Haltemuskulatur. Einbeinstand oder Zehenspitzenübungen fördern die Feinmotorik. Frauen profitieren oft besonders von einer Kombination aus verschiedenen Trainingsreizen.

? Lohnt es sich, schon möglichst früh mit dem Muskeltraining anzufangen?

Auf jeden Fall! Denn Muskeln haben ein Gedächtnis. Wer früh startet, baut eine stabile Grundlage auf und profitiert später davon. Nach der Menopause geht es dann vor allem darum, dem Abbau gezielt entgegenzuwirken.

? Gibt es Erkrankungen, die bei Frauen häufiger auftreten?

Ja, vor allem Autoimmunerkrankungen wie Myositis – eine Muskelentzündung. Aber auch Multiple Sklerose oder Myasthenie (Erschlaffung der Muskeln), bei der die Signalübertragung zwischen Nerv und Muskel gestört ist. Diese Erkrankungen betreffen Frauen häufiger, sie gehen oft mit Muskelschwäche und Erschöpfung einher. Aber sie sind gut behandelbar, wenn sie erkannt werden.

? Welche Warnsignale sollten Frauen ernst nehmen?

Wenn die Muskeln spontan oder bei Druck schmerzen, wenn es zu sichtbarem Muskelschwund, Lähmungserscheinungen oder einer ungewöhnlich schnellen Erschöpfbarkeit kommt, sollte das unbedingt neurologisch abgeklärt werden. Besonders auffällig ist es, wenn die Muskelschwäche nach Belastung auftritt und im Laufe des Tages zunimmt – also abends stärker ist als morgens. Das kann auf eine neuromuskuläre Erkrankung hinweisen.

? Wie erkenne ich, dass meine Muskelmasse abnimmt?

Ab einem gewissen Punkt sieht man es natürlich. Ansonsten geht es am einfachsten mit einem Maßband: Regelmäßig den Umfang an Armen und Oberschenkeln messen – das ist ein guter Indikator.

? Empfiehlst du allen deinen Patienten mehr Bewegung?

In der Klinik ist sie fester Bestandteil unseres Gesamtkonzeptes. Ob bei Multipler Sklerose, Parkinson, Demenz oder nach einem Schlaganfall – eine Mischung aus Herz-Kreislauf-Training und Muskelaufbau kann die Beweglichkeit erhalten und Symptome lindern. Sport ist kein Wundermittel, hat sich aber mittlerweile bei fast jeder neurologischen Erkrankung oder deren Vorbeugung als positiv erwiesen.

? Wie oft sollte man trainieren?

Da gilt: Frequenz schlägt Dauer. Lieber drei- bis viermal pro Woche 30 bis 45 Minuten als einmal in der Woche drei Stunden lang.

Danke für die vielen wertvollen Impulse, Christoph! Die motivieren sicher nicht nur mich zum nächsten Work-out.

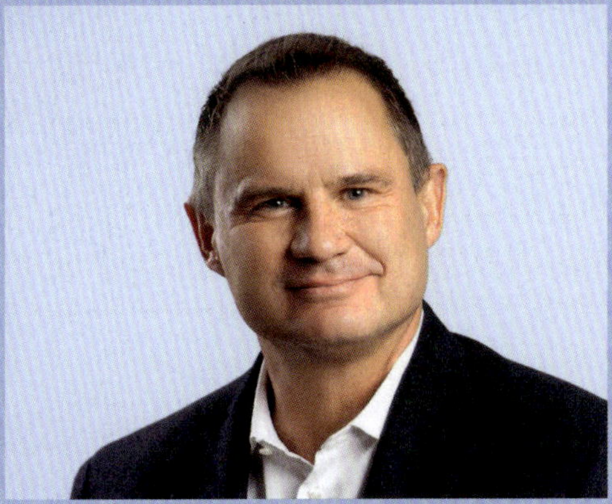

MACH DEN MUSKEL-CHECK:
Wie stark bist du wirklich?

Mit 10 einfachen Fragen findest du heraus, wie gut deine Muskulatur dich im Alltag trägt – und was du tun kannst, um dich kraftvoller, belastbarer und beweglicher zu fühlen.

Beantworte jede der 10 Fragen spontan – so, wie du dich im Moment erlebst. Für jede Antwort gibt es drei Möglichkeiten (a, b oder c). Zähle am Ende einfach, welchen Buchstaben du am häufigsten angekreuzt hast, und lies dann in der Auswertung, wo du gerade stehst und was dein Körper dir zeigt. Los geht's!

1 Wie steht's um deine Rumpfspannung?

Setze dich auf den Boden, beuge die Beine und lehne dich leicht nach hinten – ohne dich abzustützen. Hebe nun die Füße etwas an. Wie lange kannst du diese Position halten?

- a 30 Sekunden oder länger – easy!
- b 10–20 Sekunden, dann wird's wackelig
- c Keine Chance. Ich kippe sofort weg

2 Schaffst du den Aufsteh-Test ohne Hände?

Setze dich auf den Boden (Schneidersitz oder seitlich angewinkelt) und versuche aufzustehen – ohne die Hände zu benutzen. Wie klappt das?

- a Ganz ohne Probleme
- b Mit Schwung und leichtem Wackeln
- c Nur mit Abstützen

3 Wie gehst du mit schweren Taschen um?

Denk an einen großen Einkauf. Wie fühlt sich das an?

- a Trage ich locker, gar kein Thema
- b Ich schaffe es, aber merke es im Rücken
- c Ich bitte lieber um Hilfe

4 Wie oft trainierst du gezielt deine Muskulatur (z. B. mit Eigengewicht, Hanteln oder im Kurs)?

- a Zwei- bis dreimal pro Woche oder mehr
- b Unregelmäßig, aber ich versuche es
- c Selten bis nie

5 Wie oft fühlst du dich nach dem Aufstehen „rundum beweglich"?

- a Fast immer. Ich starte stabil in den Tag
- b Manchmal, aber oft knackt's oder zieht's irgendwo
- c Ich brauche erst mal ein paar Dehnungen, bis es geht

6 Wie leicht fällt dir das Treppensteigen – zum Beispiel bei zwei Etagen ohne Pause?

- a Ich bin schnell oben, das fällt mir leicht
- b Ich schaff's, aber mit Spannungsgefühl in den Oberschenkeln
- c Ich muss kurz stehen bleiben und durchschnaufen

7 Rücken, Nacken, Schultern – melden die sich regelmäßig?

- a Selten, mein Körper macht gut mit
- b Ab und zu, besonders nach langem Sitzen
- c Eigentlich habe ich ständig irgendwo Schmerzen oder Verspannungen

8 Wie steht es um dein Gleichgewicht?

Stell dich auf ein Bein und versuche, 20 Sekunden lang ruhig zu stehen.

- a Babyleicht!
- b Mit ein bisschen Wackeln geht's
- c Keine Chance ohne Festhalten

9 Wie schnell erholst du dich nach körperlicher Anstrengung?

- a Ich bin schnell wieder fit
- b Ich merk's ein bisschen, brauche aber nicht allzu lange
- c Ich bin die nächsten Tage erst mal platt

10 Wie nimmst du deinen Körper im Alltag wahr?

- a Kräftig und belastbar
- b Ganz okay, aber mit Luft nach oben
- c Irgendwie fragiler als früher

Auswertung auf der nächsten Seite

DIE AUSWERTUNG

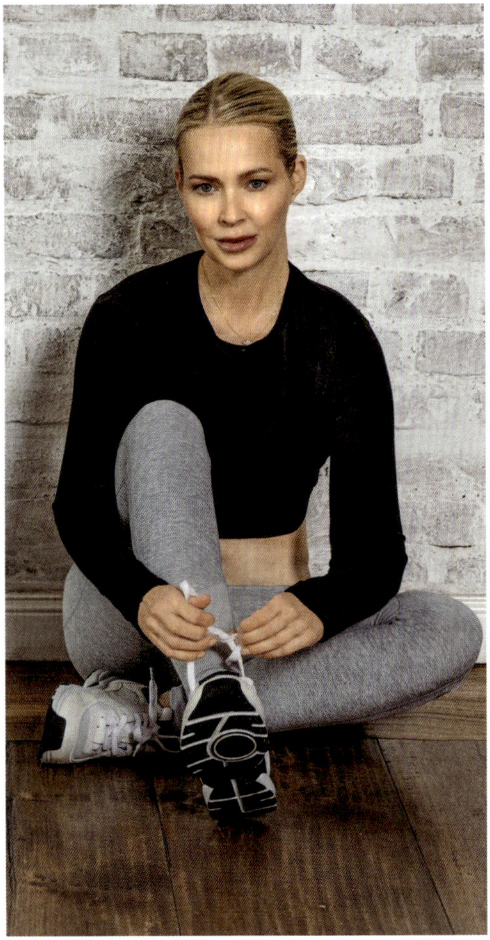

Meistens a:
Top in Form – und bereit für mehr

Herzlichen Glückwunsch! Du kümmerst dich offenbar richtig gut um deine Muskulatur. Dein Körper macht im Alltag vieles mit: Treppen, volle Taschen, Mobilität und Balance – du bist insgesamt in Form und scheinst ein gutes Körpergefühl zu haben.

Wahrscheinlich bewegst du dich regelmäßig, vielleicht durch gezieltes Krafttraining, einen aktiven Alltag oder beides. Damit das so bleibt, lohnt es sich, immer wieder neue Reize zu setzen. Wechsle zum Beispiel mal die Trainingsmethode: statt klassischen Krafttrainings vielleicht Intervall- oder Zirkeltraining, kurze Belastungsspitzen oder neue Bewegungsformen wie Mobility, Animal Moves oder TRX. Auch eine kleine Challenge kann dich fordern – etwa 30 Kniebeugen pro Tag für eine Woche oder ein Sieben-Tage-Funktionsstretching.

Kraft ist kein statischer Zustand, sondern ein Prozess. Wenn du dranbleibst und dich immer mal wieder auf neue Weise herausforderst, entwickelst du dich weiter – körperlich spürbar und mit echtem Nutzen für deinen Alltag.

Meistens b:
Gut dabei – jetzt kommt der Feinschliff

Du bringst schon ganz gute Voraussetzungen mit! Deine Muskulatur meldet sich aber wahrscheinlich ab und zu mit einem leisen „Ich hätte gern ein bisschen mehr Aufmerksamkeit". Vieles im Alltag klappt gut und trotzdem merkst du, dass manches anstrengender geworden ist, zum Beispiel langes Sitzen, schnelles Treppensteigen oder das Schleppen schwerer Einkäufe. Es kann gut sein, dass du dich ausreichend bewegst – nur eben nicht mit der erforderlichen Intensität, damit dein Körper wirklich davon profitiert.

Was dir jetzt hilft, ist Struktur. Zwei bis drei feste Trainingstermine pro Woche – gern im Kalender eingeplant wie ein wichtiges Meeting. 20 bis 30 Minuten reichen, wenn du gezielt trainierst: Ideal sind Übungen für Beine, Arme und Rumpf, die dich im Alltag stärker machen. Ergänzend dazu kannst du dir kleine Aktivitätsinseln im Alltag schaffen, zum Beispiel ein Mini-Work-out beim Kochen (Anregungen dafür findest du ab S. 26). Und wo wir gerade schon bei der Nahrungsaufnahme sind: Checke, was in deinem Kochtopf landet. Ist dein täglicher Proteinanteil gedeckt?

Bewegung ist weit mehr als nur Sport. Wiederhole zum Beispiel Alltagstätigkeiten, die dir aktuell schwerfallen, wie das Heben eines schweren Gegenstandes aus dem obersten Küchenregal. Schmerzen lassen nach, dein Körper reagiert schneller – und du spürst einfach wieder mehr Kraft in dir. Mache dir bewusst: Du bist schon näher an „fit", als du denkst! Dein Körper wartet nur darauf, richtig loszulegen.

Meistens c: Raus aus dem Wartemodus – dein Körper will loslegen

Du merkst: Irgendwas passt nicht (mehr) so richtig. Schon kleine Dinge strengen dich an, du bist oft müde, schnell verspannt und dein Körper fühlt sich eher nach Durchhalten als nach Mitmachen an. Vielleicht hast du dich schon gewöhnt an dieses „Es geht schon irgendwie". Doch tief in dir spürst du: Es darf wieder leichter werden, kraftvoller, lebendiger – und deshalb ist genau jetzt der Moment, das zu hinterfragen.

Dass du gerade wenig Muskelkraft spürst, heißt nicht, dass du sie nicht zurückbekommen kannst. Sie hat in deinem Alltag nur eine Weile keine Rolle gespielt. Es geht hier aber nicht um Schuld oder Versäumnisse, sondern um ein klares Signal deines Körpers: Es wird Zeit, deinem Körper wieder mehr Aufmerksamkeit zu schenken.

Du musst nichts mitbringen außer der Entscheidung, etwas für dich zu tun. Kein bestimmtes Alter, keine Vorerfahrung, keine sportliche Vergangenheit. Alles, was zählt, ist: Du willst loslegen – in deinem Tempo, mit dem, was dir möglich ist. Egal, ob du schon mal sportlich warst oder ganz neu anfängst: Dein Körper wartet nur auf dein Startsignal.
Beginne mit kurzen Einheiten, zwei- bis dreimal pro Woche – 10 bis 15 Minuten reichen am Anfang völlig aus. Übungen mit dem eigenen Körpergewicht, ein Widerstandsband oder Alltagsbewegung mit Kraftfokus und meine Superfoods für energiegeladene Muskeln (ab S. 42) sind perfekt für den Einstieg. Auch Spaziergänge mit Power, kleine Alltagsroutinen oder bewusste Bewegungen beim Zähneputzen können ein Anfang sein.

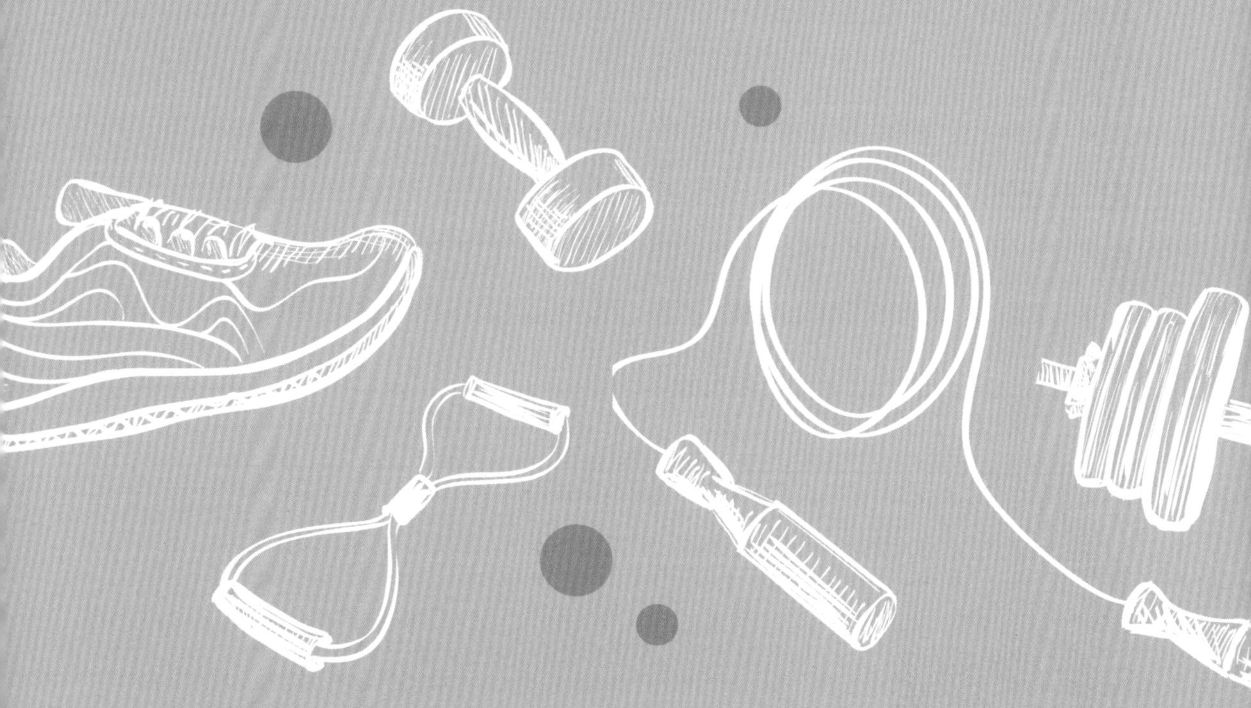

DIE 5 SCHLÜSSEL-STRATEGIEN FÜR MUSKELN IN TOPFORM

Muskeln wachsen nicht nur im Studio. Sie brauchen kluge Entscheidungen, bewusste Bewegung, ausreichend Erholung, sinnvolle Unterstützung – und wertvolle Nährstoffe. In diesem Kapitel lernst du die 5 Schlüsselstrategien kennen, mit denen du deine Muskeln munter machst und sie nachhaltig in Bestform bringst.

STRATEGIE NR. 1:

Bewegung & Training

Als Ärztin bin ich es gewohnt, Tacheles zu reden. Deshalb mache ich dir auch an dieser Stelle nichts vor: Wenn du dir mehr Kraft, Stabilität und Energie wünschst, brauchst du regelmäßiges Training. Von nichts kommt nichts. Es gibt nicht diese EINE Wunderübung, die man mal eben nebenbei erledigen kann, ohne den Hintern vom Sofa zu erheben. Und ein bisschen Aktivität hier und da reicht leider nicht aus, damit Muskeln wachsen und die Knochen kräftig bleiben. Dein Körper braucht regelmäßig die richtigen Impulse, damit er sich positiv verändert.

Deine 3 Trainingssäulen

Das optimale Training beruht auf 3 Säulen: Kraft, Beweglichkeit und Ausdauer. Nur zusammen sorgen sie dafür, dass du kontinuierlich mehr Muskulatur aufbaust und Körperfett reduzierst. Hier erkläre ich dir, welche Rolle jede dieser Säulen spielt – und wie du sie sinnvoll in deinen Wochenplan integrierst.

Das genannte Pensum mag im ersten Moment viel erscheinen – aber niemand muss mit einem perfekten Plan starten. Zwei kurze Krafteinheiten pro Woche können für den Anfang reichen. Oder eine Pilates-Session am Wochenende. Auch flotte Spaziergänge sind ein guter Einstieg. Die Empfehlungen hier sind ein Ziel, auf das du hinarbeiten kannst. Lass dich davon überraschen, was dein Körper alles kann, wenn du ihm die Chance dazu gibst!

1 Krafttraining – deine stabile Basis

Krafttraining ist die effektivste Methode, um Muskulatur aufzubauen, deine Leistungsfähigkeit zu steigern und die gesunde Lebensspanne zu verlängern. Das ergaben sogar Studien an über Hundertjährigen. Zwei bis vier Einheiten pro Woche à 30 bis 60 Minuten gelten als sinnvoller Richtwert. Am besten setzt du dabei auf sogenannte Verbundübungen – also Bewegungen, die mehrere Muskelgruppen gleichzeitig fordern, etwa Kniebeugen, Ausfallschritte oder Kreuzheben (S. 31).

Die perfekte Ergänzung

Du willst dir zusätzlich etwas Gutes tun? Dann setze auf plyometrische Übungen zur Kräftigung von Muskeln, Gelenken, Sehnen und Bändern. Das sind dynamische Sprungbewegungen, die Schnellkraft, Koordination und Knochengesundheit fördern – besonders sinnvoll für Frauen ab 40 (ohne wesentliche orthopädische Vorerkrankungen). Typische Beispiele: Seilspringen (1–2 Minuten) oder Hocksprünge (aus dem Stand in die Luft springen). Am besten 2–3 Übungen kombinieren, je 10–15 Wiederholungen, 1–2 Mal pro Woche als Ergänzung zu deinem Kraft- oder Intervalltraining.

② Beweglichkeit & Core – deine Mitte stärken

Yoga, Pilates oder Stretching helfen gleichzeitig, beweglich zu bleiben und die Körpermitte zu kräftigen. Zwei Einheiten pro Woche beugen Rückenbeschwerden vor, verbessern die Haltung und stützen die Wirbelsäule – besonders geeignet für Frauen, bei denen Schwangerschaften oder hormonelle Veränderungen die Rumpfstabilität vor Herausforderungen stellen. Auch Verspannungen in Nacken und Schultern lassen sich so lösen. Wer regelmäßig übt, merkt meist schnell, dass sich Bewegungen leichter anfühlen und die Haltung aufrechter wird. Ich liebe Reformer-Pilates. Das ist ein ganzheitliches Training – von der tiefen Muskulatur bis hin zu Beweglichkeit, Körperhaltung, Balance und Koordination.

③ Ausdauer oder HIIT – dein Herz-Kreislauf-System in Topform

Für einen starken Herzmuskel werden von der Weltgesundheitsorganisation (WHO) mindestens 150 Minuten moderate Bewegung pro Woche empfohlen – das kann zügiges Gehen, Radfahren, Schwimmen oder zum Beispiel auch eine Zumba-Einheit sein.

Alternativ kannst du ein- bis zweimal pro Woche auf High Intensity Interval Training (HIIT) setzen – kurze, aber intensive Belastungsphasen mit aktiven Pausen dazwischen. Ich mache gerne die kostenlosen YouTube-Kurse von Pamela Reif. Die lassen sich meist ohne Geräte und großen Aufwand in den Alltag einbauen. Allerdings sollten Frauen mit Gelenkerkrankungen zuvor mit ihrem Arzt über die Übungen sprechen.

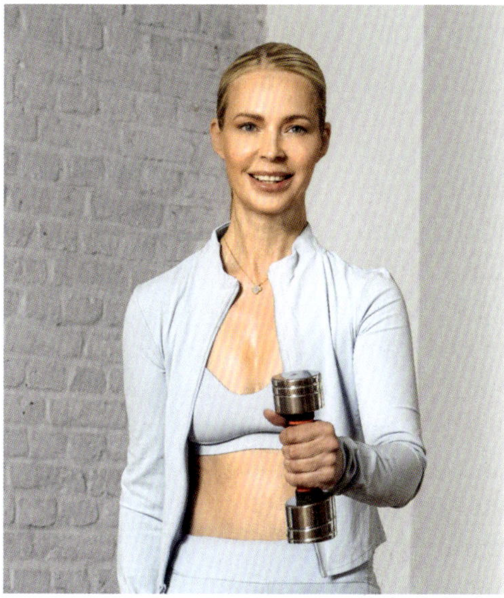

Aufwärmen nicht vergessen!

Bevor du ins eigentliche Training startest, ist es wichtig, deinen Körper auf Betriebstemperatur zu bringen (mehr dazu siehe unten). Studien zeigen: Wer sich vor dem Training aufwärmt, senkt sein Verletzungsrisiko.

Du brauchst dafür keine komplizierte Choreografie wie bei „Let’s Dance“. Starte einfach mit ein paar fließenden Bewegungen: Schultern kreisen, Arme schwingen, Hüfte mobilisieren. Danach kannst du gezielt die Muskeln aktivieren, die du im Anschluss brauchst – zum Beispiel mit ein paar langsamen Kniebeugen oder leichten Ausfallschritten. Je nach Training reichen fünf bis zehn Minuten fürs „Vorspiel“ – wichtig ist nur, dass dein Körper merkt: Jetzt geht’s los.

DIE BESTEN ÜBUNGEN

für zwischendurch

Training wirkt auch dann, wenn es ohne großen Aufwand stattfinden kann. Gerade im Alltag stecken viele Gelegenheiten, gezielt etwas für die Muskulatur zu tun: Mit kleinen Übungen, die sich zwischendurch oder nebenbei einbauen lassen. Sie ersetzen kein regelmäßiges Training, aber sie ergänzen es sinnvoll und helfen dranzubleiben – auch wenn wenig Zeit ist. Hier findest du praktische Ideen, wie du deine Muskeln ab und zu wach kitzeln kannst, ganz ohne festen Plan.

A Beckenbrücke

Trainiert: Gesäß, Oberschenkel, unteren Rücken

So geht's: Lege dich auf den Rücken, stelle die Füße hüftbreit und parallel auf, platziere die Arme neben deinem Körper. Hebe dein Becken an, bis Knie, Hüfte und Schultern eine Linie bilden. Halte die Position einige Sekunden, dann senke dich langsam wieder ab.

Gut machbar … beim Fernsehabend. Ab auf den Teppich vor der Couch – und hänge gleich noch ein paar Crunches dran!

B Ausfallschritt

Trainiert: Beine, Gesäß

So geht's: Mache mit einem Bein einen großen Schritt nach vorn und senke das hintere Knie Richtung Boden ab. Bleibe dabei aufrecht und kehre danach wieder in den Stand zurück. Wechsle im Anschluss die Seite.

Gut machbar … als kleine Bewegungspause im Büro oder Homeoffice. Stehe einfach auf und mache ein paar Wiederholungen hinterm Schreibtisch.

Wiederholungen:
8–10 pro Seite

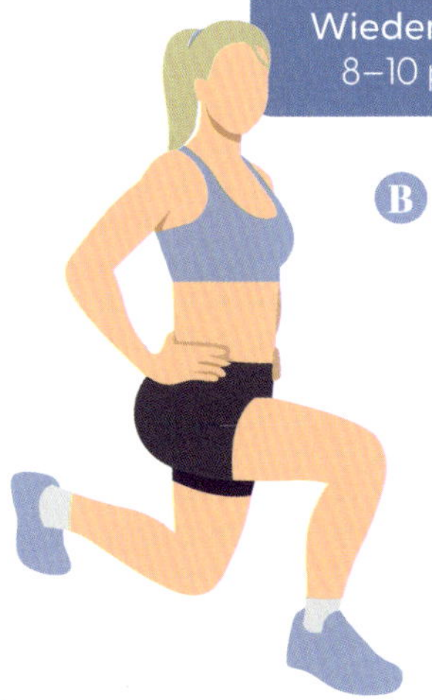

Wiederholungen:
10–15, jeweils
3–5 Sekunden oben
halten

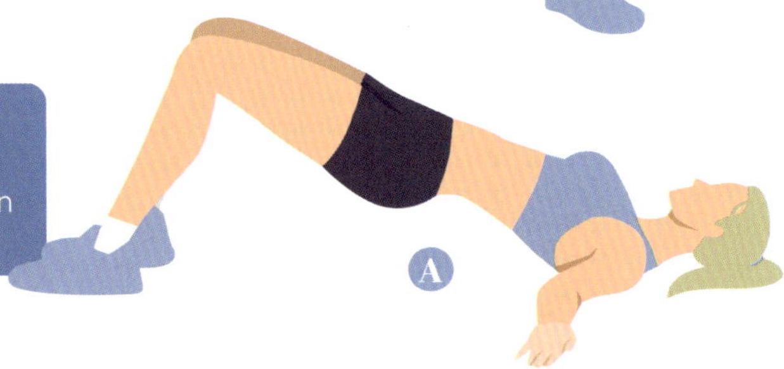

C Crunch (Bauchpresse)

Trainiert: Bauchmuskulatur (Sixpack), Beckenboden, Hüftstabilisatoren

So geht's: Lege dich auf den Rücken, stelle die Füße parallel auf und verschränke die Hände hinter dem Kopf. Hebe langsam den Oberkörper und spanne dabei den Bauch an, während der untere Rücken am Boden bleibt. Senke deinen Oberkörper wieder ab.

Gut machbar … beim Seriengucken auf dem Wohnzimmerteppich oder morgens auf der Badezimmermatte.

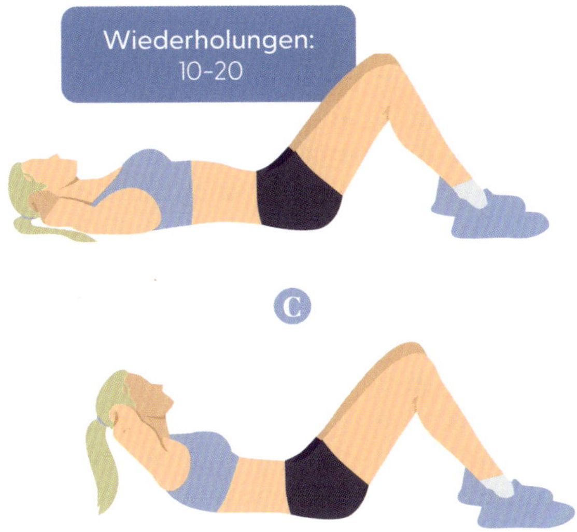

D Rudern

Trainiert: Rücken, Arme

So geht's: Setze dich aufrecht auf einen Stuhl oder stell dich hüftbreit hin. Beuge dich leicht nach vorn – sodass dein Oberkörper in etwa einen 45-Grad-Winkel bildet. Der Rücken bleibt dabei gerade, dein Blick geht schräg nach unten. Halte in jeder Hand eine Hantel oder eine volle Wasserflasche mit locker hängenden Armen. Spanne den Bauch leicht an, um den unteren Rücken zu stabilisieren. Jetzt ziehst du die Ellbogen langsam nach hinten – dicht am Körper entlang. Stell dir vor, du willst zwischen den Schulterblättern ein Blatt Papier einklemmen. Halte die Spannung kurz am höchsten Punkt und senke die Arme langsam wieder ab.

Gut machbar … am Arbeitsplatz. Danach kannst du direkt noch einen Schluck trinken.

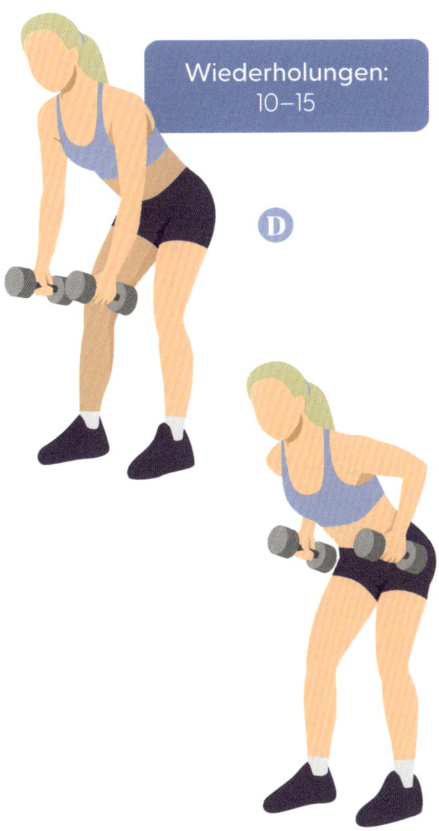

E Wadenheben

Trainiert: Wadenmuskulatur

So geht's: Stelle dich stabil hin, die Füße etwa fuß- bis hüftbreit, der Bauch ist leicht angespannt. Drücke dich langsam auf die Zehenspitzen, so hoch wie möglich. Halte die Spannung für einen Moment, dann senke die Fersen wieder kontrolliert ab.

Gut machbar ... beim Zähneputzen, Kochen oder Warten an der Bushaltestelle. Diese Übung lässt sich fast überall zwischendurch einbauen.

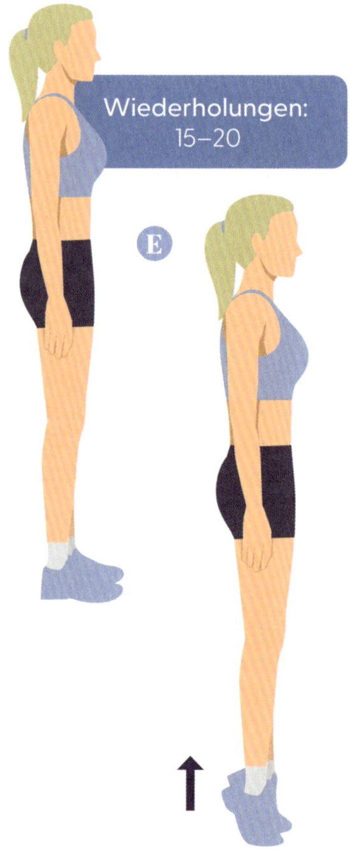

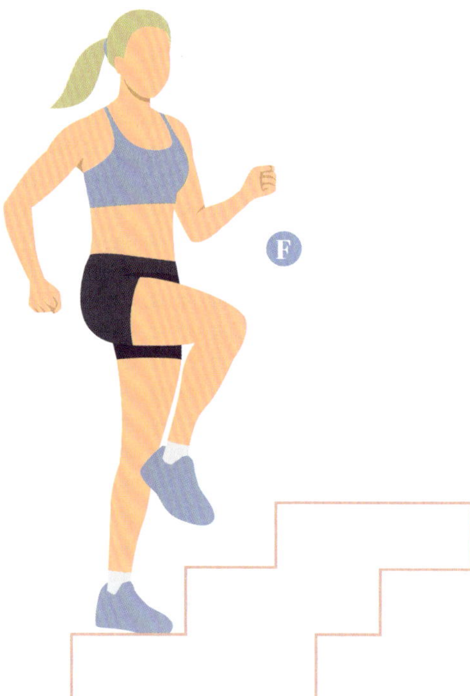

F Treppensteigen

Trainiert: Beine, Po, Ausdauer

So geht's: Jede Treppe lässt sich für ein Mini-Work-out nutzen. Anstatt alles auf einmal in die oberste Etage zu schleppen, trage Dinge bewusst in mehreren Gängen nach oben – so baust du ganz nebenbei mehr Bewegung in deinen Alltag ein. Auch mal zwei Stufen auf einmal nehmen, das setzt einen Bonus-Trainingsreiz für Beine und Po.

Gut machbar ... wenn du zu Hause eine Treppe hast oder in einem mehrstöckigen Gebäude arbeitest.

G Wandsitz

Trainiert: Oberschenkel, Gesäß, Core, mentale Stärke

So geht's: Lehne dich mit dem Rücken an eine Wand und rutsche langsam nach unten, bis deine Oberschenkel parallel zum Boden sind – wie auf einem unsichtbaren Stuhl. Der Rücken bleibt vollständig an der Wand, die Knie genau über den Fußgelenken. Halte die Position 30 bis 60 Sekunden und richte dich dann wieder auf.

Gut machbar ... beim Telefonieren oder während die Kaffeemaschine läuft.

Wiederholungen:
1–3

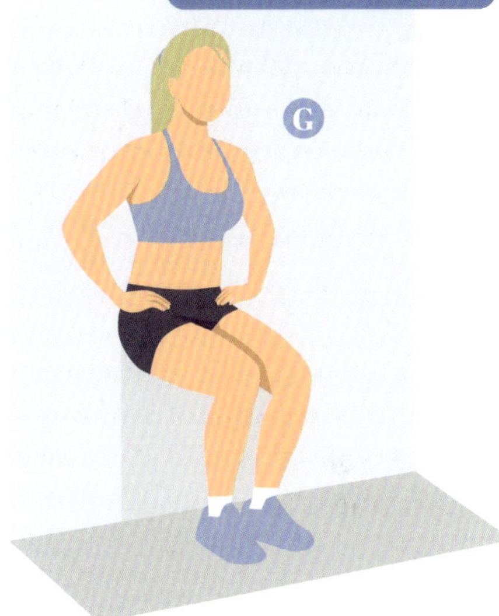

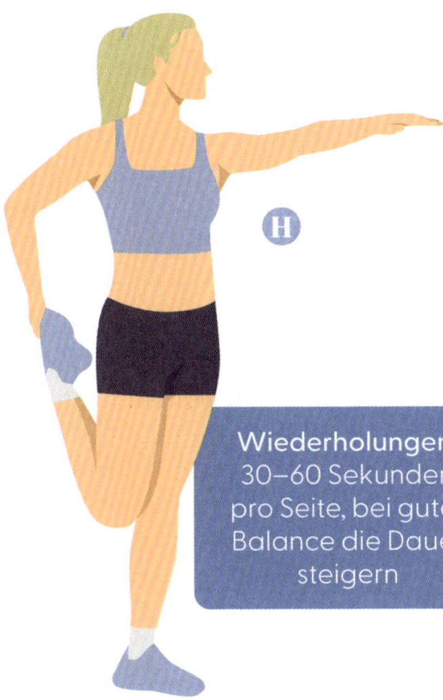

Wiederholungen:
30–60 Sekunden pro Seite, bei guter Balance die Dauer steigern

H Einbeinstand

Trainiert: Gleichgewicht, Fuß- und Beinmuskulatur, Tiefenmuskulatur

So geht's: Stelle dich auf ein Bein und halte das andere nach hinten fest. Für ein besseres Gleichgewicht kannst du einen Arm nach vorne strecken. Wenn du sicher stehst, bewege das freie Bein leicht in der Luft.

Gut machbar ... beim Zähneputzen, Kochen oder Schminken – so trainierst du ganz nebenbei deine Stabilität.

I Taschenheben

Trainiert: Arme, Schultern, Rumpfspannung

So geht's: Halte gut gefüllte Einkaufstaschen oder einen vollen Rucksack mit beiden Händen vor dem Körper – die Arme hängen dabei locker nach unten, das Gewicht befindet sich etwa auf Kniehöhe. Nun hebst du es mit gestreckten Armen langsam und kontrolliert nach vorn bis auf Schulterhöhe. Kurz halten, dann wieder langsam absenken. Dabei den Bauch anspannen und Schultern tief lassen, der Rücken bleibt aufrecht.

Gut machbar … beim Auspacken nach dem Einkaufen oder wenn du sowieso gerade Taschen in der Hand hast.

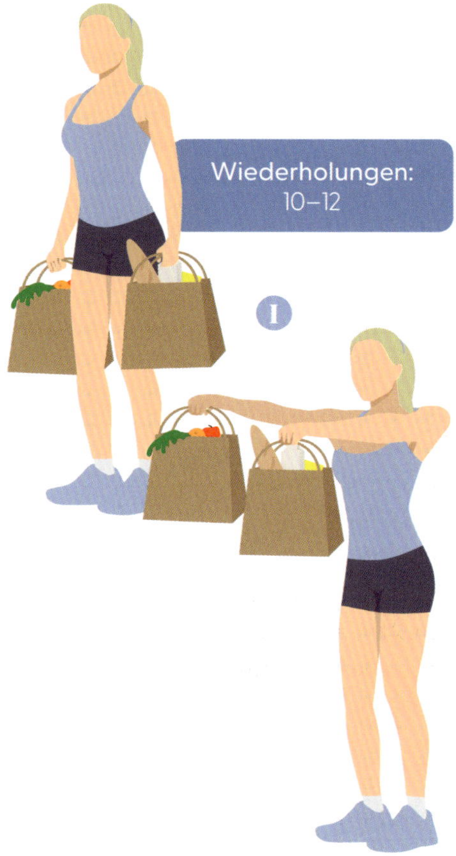

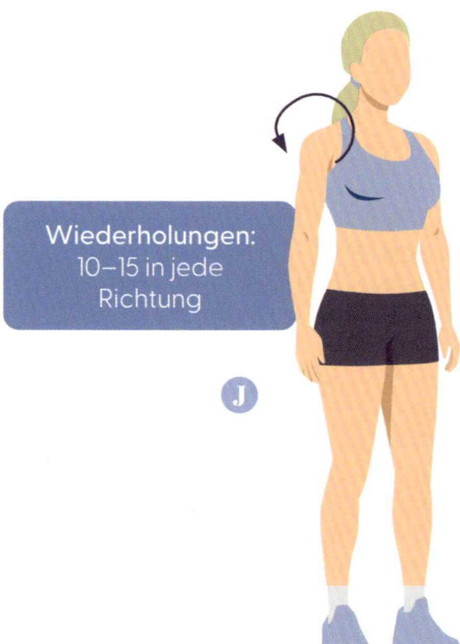

J Schulterrollen

Trainiert: Schultergürtel, Nacken, oberen Rücken

So geht's: Ziehe beide Schultern langsam in Richtung Ohren, rolle sie dann bewusst nach hinten und unten ab. Wiederhole die Bewegung, gerne auch in die andere Richtung. Die Übung lockert verspannte Schultern, verbessert die Durchblutung im Nackenbereich und sorgt für eine aufrechtere Haltung.

Gut machbar … überall dort, wo du kurz still stehst oder sitzt.

VON NULL AUF STARK –
wie du (wieder) ins Training einsteigst

Ob du gerade überlegst, endlich mit dem Krafttraining anzufangen, nach einer längeren Verletzungspause wieder loslegen willst oder dein Körper nach einer Geburt langsam zurück ins Gleichgewicht finden soll – bevor du beginnst, lohnt sich ein Blick auf das, was dein Bewegungsapparat im Moment wirklich braucht.

Check-up beim Profi

Ein kluger Start beginnt nicht im Fitnessstudio, sondern beim ärztlichen Check. Besonders, wenn du längere Zeit inaktiv warst, solltest du dich vorab sportmedizinisch oder orthopädisch untersuchen lassen. Aktuelle Studien zeigen: Laboranalysen, Körperfettmessung, Muskelvolumenmessung und regelmäßige Krafttests sind gute Werkzeuge, um den Erfolg beim Muskelaufbau objektiv zu überwachen und individuelle Empfehlungen abzuleiten. Viele Haus- und Fachärzte stellen bei Bedarf auch ein Rezept für physiotherapeutische Einrichtungen aus (z. B. gerätegestützte Krankengymnastik, manuelle Therapie). So bekommst du ein professionell begleitetes Einstiegstraining unter Expertenaufsicht.

Ein Blutbild macht oft Sinn

Je nach Alter, hormoneller Situation und Gesundheitsstatus kann es sinnvoll sein, bestimmte Blutwerte vor dem Trainingsstart zu checken – vor allem, wenn du dich müde und kraftlos fühlst, schlecht schläfst oder regelmäßig Medikamente einnimmst. Gerade bei Frauen ab 40 lohnt sich dieser Gesundheits-TÜV als Basis für ein effizientes Training. Wenn du mit Herz-Kreislauf-Problemen, Autoimmunerkrankungen oder chronischen Schmerzen lebst, sprich am besten vorab mit deinem Doc, welche Laborwerte für deinen Trainingsstart wichtig sind.

Sanft loslegen nach Pause oder Verletzung

Bei einem zu frühen Neustart ist das Gewebe oft noch nicht ausgeheilt und die Muskeln sind zu schwach. Hier kommt ein Beispiel-Trainingsplan für den (Wieder-)Einstieg, führe ihn zwei- bis dreimal pro Woche durch.

Kniebeugen: 3 Sätze à 10–15 Wiederholungen

Kreuzheben (mit Wasserflaschen): 3 Sätze à 10 Wiederholungen

Liegestütze (klassisch oder auf Knien): 3 Sätze à 8–12 Wiederholungen

Planks: 3 Sätze à 30–45 Sekunden

Curl-ups (Bauchmuskelaufrollen): 3 Sätze à 12–15 Wiederholungen

Die Anleitung für die Übungen findest du auf S. 9.

MUSKEL-GADGETS:
Was taugen sie wirklich?

Viele Produkte versprechen Muskelwachstum, weniger Schmerzen oder eine schnellere Regeneration. Was davon hilft wirklich DIR – oder doch eher dem Bankkonto der Industrie? Ich habe mir ein paar der beliebtesten Tools und Trends genauer angeschaut. Aus Sicht der Ärztin, nicht der Werbeabteilung.

EMS-Training (Elektromyostimulation)

Bei bestimmten Erkrankungen des Bewegungsapparates, Bewegungseinschränkungen oder zum Einstieg kann diese Methode temporär sinnvoll sein. Pauschal bin ich kein Hardcore-Fan, weil die Trainierenden oft eine passive Einstellung zum Training haben – und dadurch den aktiven Muskelaufbau und das bewusste Körpergefühl eher aus dem Blick verlieren.

Die Mehrheit der aktuellen Studien findet zwar Verbesserungen in der Muskelkraft, aber ein deutlich erhöhter Muskelaufbau durch EMS-Training ist nicht immer nachweisbar – besonders nicht bei bereits Trainierten.

Die positiven Effekte auf die Körperzusammensetzung zeigen sich vor allem bei Anfängern, Älteren oder wenig sportlich aktiven Menschen. Bedenke: EMS erfordert längere Regenerationszeiten als klassisches Krafttraining, da der Trainingsreiz sehr intensiv sein kann. Überlastung kann zu Muskelschäden führen, weshalb eine fachkundige Anleitung und individuelle Belastungssteuerung wichtig sind.

Faszienrolle

Der regelmäßige Einsatz von Faszienrollen kann das Verletzungsrisiko senken und unterstützt die Beweglichkeit sowie Regeneration. Besonders in Kombination mit stabilisierendem Krafttraining kann Faszientraining ein wichtiger Baustein für Leistungssteigerung und Schmerzprävention sein. Es sollte aber durch den Doc oder Physiotherapeuten angeleitet werden. Manche Patienten machen den Fehler, zu fest oder zu schnell zu rollen. Einfach die Rolle zum Physio mitnehmen, der zeigt, wie's geht!

Eisbaden

Für mich persönlich wäre der thermische Reiz zu groß. Brrrrrr … Aber die Studienlage hierzu ist positiv: Die Kälte wirkt abschwellend, entzündungshemmend und kann Muskelschmerzen lindern. Das ist auch der Grund, warum viele Profisportler Eisbäder für die Regeneration nutzen. Nach intensiver körperlicher Belastung fördern diese den Abbau von Stoffwechselprodukten wie Milch- und Harnsäure und verkürzen so nachweislich die Erholungszeit. Auch bei rheumatischen Erkrankungen gibt es eine positive Studienlage. Empfehlenswert ist ein ärztlicher Gesundheitscheck vor dem Einstieg, besonders bei Vorerkrankungen.

Vibrationsplatte

Mega! Bei mir zu Hause steht auch eine. Man kann seinen gesamten Körper mit wenig Aufwand darauf trainieren. Insbesondere gut zum Aufbau der tiefenstabilisierenden Rumpfmuskulatur, während das Training die Gelenke nur wenig belastet. Aber: Die Platte ersetzt kein klassisches Krafttraining, sie ist eher ein sinnvolles Extra.

Kollagenpulver

Finger weg! Es werden oft Verunreinigungen darin gefunden, außerdem sind in Kollagenpulver meist Schlachtabfälle verarbeitet. Viele Studien werden von Herstellern finanziert, was die Ergebnisse möglicherweise verzerrt. Es gibt keine Nachweise, dass Kollagenpräparate Gelenkerkrankungen wie Arthrose verhindern können. Daher mein Tipp: lieber eine Knochenbrühe kochen.

Smart Ring

Okay, um als Sporteinsteiger ein Gefühl für die eigenen Körperfunktionen zu entwickeln. Untersuchungen zeigen, dass Wearables wie Smart Rings die Motivation zur Bewegung und einen bewussteren Umgang mit Gesundheit fördern können. Sie messen relativ präzise die Herzfrequenz und die Herzfrequenzvariabilität (HRV), bieten genaue Daten zu Einschlaf- und Aufwachzeiten sowie Schlafmustern. Aber: Smart Rings sind keine zertifizierten Medizinprodukte. Es braucht mehr unabhängige, groß angelegte Studien, um ihre klinische Relevanz und den Langzeitnutzen abschließend bewerten zu können.

Infrarot-Wärmepad

Gut! Verwende ich selbst, wenn die Hexe in den Rücken schießt oder ich wieder zu lange am Schreibtisch gesessen habe, um mein neues Buch zu schreiben. Studien zeigen, dass Infrarot-Wärmepads Muskel-, Gelenk- und Rückenschmerzen signifikant lindern können. Besonders bei Erkrankungen wie Arthrose kommt es zu einer Schmerzreduktion, Muskelentspannung, Reduktion von Gelenksteifheit und vermindertem Bedarf an Schmerzmitteln. Infrarotstrahlung (insbesondere IR-A mit großer Eindringtiefe) fördert die lokale Durchblutung, verbessert den Muskelstoffwechsel und kann Verspannungen effektiv lösen.

Akupressur-Matte

Nichts für mich! Die Studienlage ist klein und meist von der Industrie finanziert. Es gibt keine eindeutigen wissenschaftlichen Belege für einen gesundheitlichen Nutzen.

STRATEGIE NR. 2:

Stretch & relax

Was du nie vergessen solltest: Muskeln wachsen nicht während des Trainings, sondern in der darauffolgenden Regenerationsphase. Und genau deshalb lohnt es sich, dem Thema Dehnung und Entspannung ausreichend Aufmerksamkeit zu schenken.

Dehnen kann helfen, Spannungen zu lösen, die Durchblutung zu steigern und die Muskeln mit frischem Sauerstoff und Nährstoffen zu versorgen. Wer regelmäßig stretcht, verbessert nicht nur seine Beweglichkeit, sondern beugt mit zunehmendem Alter auch Verspannungen, Verletzungen und sogar Stürzen vor.

Vorher anders als nachher

Beim Dehnen unterscheidet man zwischen zwei Formen: dynamisch und statisch. Dynamisches Stretching umfasst kontrollierte, fließende Bewegungen, bei denen die Muskeln nur kurz gedehnt werden – ideal als Aufwärmtechnik vor dem Training. Es aktiviert die Muskulatur, fördert die Durchblutung und bereitet den Körper auf die Belastung vor.
Statisches Stretching bedeutet, eine Dehnposition für 15 bis 60 Sekunden zu halten – ohne Bewegung. Besonders geeignet nach dem Training, um die Muskulatur zu entspannen, die Regeneration zu fördern und die Beweglichkeit zu verbessern. Wichtig dabei: Direkt nach dem Work-out sind die Muskeln oft noch gereizt. Zwei bis drei Stunden später ist meist der bessere Zeitpunkt, um sie sanft in die Länge zu bringen. Nämlich dann, wenn der Körper bereits in den Erholungsmodus geschaltet hat.
Vor dem Training sollte statisches Dehnen besser vermieden werden. Studien zeigen, dass es die Muskelkraft kurzfristig verringern kann.

Dehnen auf Rezept

Vielleicht ist „Flexxen" was für dich? Dabei werden verkürzte Muskeln an speziellen Geräten sanft in die Dehnung gebracht. Das Training verbessert die Beweglichkeit, richtet den Körper auf und kann helfen, Beschwerden an Rücken und Gelenken zu reduzieren. Viele Studios bieten den sogenannten Flexx-Zirkel an. Frag deinen Arzt, ob er dir das Training verschreiben kann. Die meisten Studios rechnen es über ein Rezept für Krankengymnastik am Gerät ab.

Regeneration: der unterschätzte Trainingspartner

Auch Sportpausen sind unerlässlich – denn erst in der Erholung findet das eigentliche „Muskel-Makeover" statt: Zellen werden repariert, Muskeln wachsen.

Fehlt diese Zeit, können Mikroverletzungen nicht heilen. Die Muskeln werden schwächer und sogar abgebaut. Dauerhaftes Training trotz Muskelkater erhöht außerdem das Verletzungsrisiko und belastet das Immunsystem. Typische Folgen unzureichender Regeneration sind erhöhte Cortisolwerte, weniger Testosteron und damit ein gebremster Muskelaufbau. Wer zu viel trainiert, riskiert ein Übertrainingssyndrom – mit Erschöpfung, Kraftverlust, Schlafstörungen und höherer Infektanfälligkeit.

Wie lange dein Körper zur Erholung braucht, hängt von der Trainingsintensität, deinem Fitnesszustand und der Art des Trainings ab. Bei einer Ausdauereinheit reichen oft 24 bis 36 Stunden. Nach einem intensiven Krafttraining sollte die Pause länger ausfallen – idealerweise 72 bis 84 Stunden, damit sich der Muskel wirklich aufbauen kann. Nach Wettkämpfen, langen Bergtouren oder extremen Belastungen kann die Regeneration auch mal eine Woche oder länger dauern.

Regeneration heißt aber nicht: Füße hoch und gar nichts tun. Lockeres Radeln, Spazierengehen oder leichtes Schwimmen helfen sogar, die Erholung zu beschleunigen – solange du nicht die gleiche Muskelgruppe erneut an ihre Grenzen bringst.

Unverzichtbar ist auch guter Schlaf. Denn nachts laufen die Reparaturprozesse am effektivsten ab. Sieben bis acht Stunden mit möglichst guter Qualität gelten hier als Goldstandard. Alles darunter bremst auf Dauer nicht nur den Muskelaufbau, sondern erhöht auch das Risiko für Überlastung und Verletzungen.

Was wirklich hilft bei Muskelkater

Muskelkater taucht typischerweise 18 bis 24 Stunden nach dem Training auf. Der Grund dafür sind kleinste Risse in den Muskelfasern, sogenannte Mikrotraumata. Sie entstehen, wenn ein Muskel überfordert oder ungewohnt belastet wird – zum Beispiel durch neue Übungen oder wenn du Muskelgruppen beanspruchst, die sonst eher Pause haben. Auch eine überwiegend saure Ernährung begünstigt unter intensiver Trainingsbelastung den „Kater". Die Folge ist eine Entzündungsreaktion, die Schmerzen, Steifheit und Druckempfindlichkeit verursacht. Wer den Körper an die Belastung gewöhnt und ihm basisches Futter bietet, regeneriert schneller und spürt den Muskelkater oft weniger intensiv.

Das kannst du tun: leichte Bewegung. Sie bringt die Durchblutung in Schwung und unterstützt die Heilung. Warme Bäder, sanfte Massagen oder Lymphdrainagen können angenehm sein und die Schmerzen mildern. Neben Magnesium kann die Aminosäure L-Glutamin unterstützen. Sie fördert die Regeneration und ist als Pulver oder Kapsel erhältlich. Achte auf eine entsprechende Qualität, wenn du zu Nahrungsergänzungsmitteln greifst.

Das lässt du lieber sein: intensives Dehnen oder kräftige Massagen. Solche Manöver setzen dem ohnehin gestressten Muskel weiter zu und verzögern die Heilung.

STRATEGIE NR. 3:

Mindset & Motivation

Es gibt tausend Gründe, warum genau heute kein guter Tag für Sport ist. Du fühlst dich schlapp. Deine To-do-Liste ist länger als dein Geduldsfaden. Du hast deine Periode oder Ärger im Job. Willkommen im echten Leben! Und vielleicht ist das genau der Grund, dir klarzumachen: Es gibt keine perfekte Zeit, um in Bewegung zu kommen. Es gibt nur die Entscheidung in deinem Kopf, es trotzdem zu tun. Wer wartet, bis alle Bedingungen stimmen, wartet ewig. Motivation entsteht, wenn wir handeln. Das erste Work-out ist selten das beste – aber das wichtigste. Und je öfter du dir selbst beweist, dass du nicht auf Ausreden hereinfällst, desto mehr wächst dein Selbstvertrauen. Ja, dein Alltag ist voll. Ja, du bist fremdbestimmt – durch Familie, Beruf, Emotionen, Hormone und vieles mehr. Das geht uns allen so! Die entscheidende Frage ist nicht, ob du Zeit hast. Sondern ob du sie dir nimmst.

Muskeltraining ist keine lästige Pflicht, sondern aktive Selbstfürsorge. Es ist eine Feier dessen, was dein Körper kann. Probiere es gleich mal aus: Steuere nach dem Abendessen nicht auf dein Sofa zu. Ziehe dir Schuhe an und gehe 20 Minuten spazieren – mit dem Hund, deinem Partner oder dir selbst. Damit stärkst du deine Muskulatur, senkst nach der Mahlzeit den Blutzucker, beugst Heißhunger vor und machst es leichter, Übergewicht zu vermeiden oder wieder loszuwerden.

Motivation kommt nicht von Vergleichen

Es gibt Menschen, bei denen scheint alles mühelos. Die Muskeln wachsen wie von selbst, die Definition kommt fast ohne Training. Ich habe eine Freundin, die von Natur aus eine starke Muskulatur hat. Für sichtbare Ergebnisse muss sie wenig tun. Ich dagegen trainiere regelmäßig, mit ordentlich Gewicht. Und trotzdem: Bis sich bei mir etwas abzeichnet, dauert es. Ungerecht? Vielleicht. Aber darum geht es nicht.

Jeder (Fitness-)Weg ist anders. Jeder Körper hat seine eigene Geschichte und eigene Konstitution. Deine Erfolge zählen – nicht im Vergleich, sondern im Kontext deines Lebens. Orientiere dich nicht an Fremden oder Freunden. Erstelle deinen eigenen Trainings- und Ernährungsplan. Hole dir dafür Unterstützung, wenn du sie brauchst: von einem Physio- oder Sporttherapeuten, einem Personal Trainer oder deinem Arzt. Muskelaufbau ist kein „one size fits all"-Konzept. Freude an der Bewegung ist wichtiger als starre Regeln. Wenn dich Musik motiviert, suche dir Kurse mit Rhythmus. Wenn du gern draußen bist, gehe spazieren, wandern oder radeln.
So startest du einen positiven Kreislauf: Wenn du deinen inneren Schweinehund erst mal überwunden hast, fällt es dir zukünftig leichter, dich vom Sofa zu erhe-

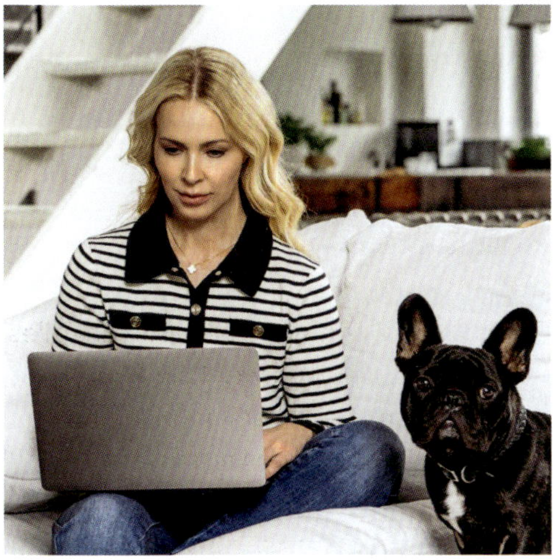

ben. Deine Einstellung zum Sport verändert sich – und damit auch dein Körper und Geist. Insbesondere Krafttraining wirkt nicht nur an der Oberfläche, sondern direkt im Gehirn: Es stärkt den Hippocampus – die Region, die für Gedächtnis, Lernen und emotionale Regulation wichtig ist. Zudem setzen Muskeln und Knochen spezielle Botenstoffe wie Myokine und Osteokine frei, die Entzündungen im Gehirn reduzieren und so das Risiko für Depressionen senken. Auch deine Stressresistenz profitiert, wenn du regelmäßig trainierst.
Jeder Tag, an dem du dich bewegst und deine Muskulatur mit hochwertigem Futter versorgst, zählt. Vergiss „ganz oder gar nicht".

Die größten Frustfallen lauern in überzogenen Erwartungen. Niemand wird in zwei Wochen zur Turbo-Sportskanone. Doch das spielt keine Rolle. Wichtig ist, dass du heute beginnst und Schritt für Schritt weitermachst.

3 Extra-Hacks

Sei schlauer als dein Schweinehund
Der größte Motivationskiller ist der Moment, in dem nicht der Berg, sondern das Sofa ruft. Vorbereitung hilft: Sporttasche packen, direkt vom Job ins Training – so sparst du dir die Diskussion mit dem Schweinehund. Beim Essen gilt dasselbe: Hungrig und planlos im Supermarkt landet schnell Junkfood im Wagen. Meal Prep oder Vorräte im Gefrierfach sind Gold wert. Achte darauf, nicht unvorbereitet in eine Situation zu geraten, die dann nicht mehr unter Kontrolle is(s)t.

Vertraue den Signalen deines Körpers
Beobachte, wie dein Körper auf Essen und Training reagiert – nach einer schweren Mahlzeit, einem intensiven Work-out oder einer unruhigen Nacht. Halte deine Beobachtungen schriftlich fest, um Ursache und Wirkung besser zu erkennen. So findest du leichter heraus, was dein Körper aktuell braucht.

Feiere deine Fortschritte
Vorher-Nachher-Fotos, Trainingstagebuch oder App machen Erfolge greifbar. Auch Tools wie Körperanalyse-Waage, CGM-Sensor (misst rund um die Uhr den Glukosegehalt im Gewebe) oder Fitnessarmband zeigen, wie sich Training und Regeneration entwickeln. So siehst du nicht nur, dass du dranbleibst – du erkennst auch, dass es sich lohnt.

STRATEGIE NR. 4:
Supplements

Im Idealfall versorgt uns eine antientzündliche, proteinreiche und pflanzenbasierte Ernährung mit allem, was wir brauchen. Wer stets ausbalanciert lebt, gut schläft, wenig Stress hat und sich regelmäßig bewegt, braucht keine Supplements. Doch Hand aufs Herz – das gelingt im Alltag nur den wenigsten von uns, selbst mit bestem Vorsatz.

Chronischer Stress, Medikamente (z. B. Kortison, Anti-Baby-Pille, Schilddrüsenhormone), Diäten, Schlafmangel oder zu intensives Training können den Mikronährstoffbedarf deutlich erhöhen. Und wer beim Sport ordentlich ins Schwitzen kommt, verliert nicht nur Flüssigkeit, sondern auch wichtige Mineralstoffe. Das zeigt sich besonders dann, wenn man häufig trainiert oder länger an seine Belastungsgrenzen geht. Nach dem Workout lohnt sich daher ein Glas Mineralwasser – das ist mehr als nur Durstlöschen. Viele Sorten enthalten in nennenswerten Mengen Magnesium, Kalzium oder Natrium und füllen die Elektrolytspeicher wieder auf.

Wenn der Job anstrengend ist, die Nerven strapaziert sind oder eine chronische Erkrankung vorliegt, kann eine gezielte Ergänzung sinnvoll sein. Es gilt der Grundsatz: messen – machen – messen. Gehe zu deinem Doc und lasse entsprechende Blutuntersuchungen durchführen.

Meine Top 5 Muskel-Booster

► **Kreatin – Extra-Energie für starke Muskeln**

Kreatin ist ein natürlicher Energiespender. Es steckt in kleinen Mengen in Fleisch und Fisch, wird aber auch im Körper selbst gebildet. Wer Muskulatur aufbauen oder erhalten will, kann von 2–5 g täglich profitieren – idealerweise über längere Zeit, in Kombination mit Training. Kreatin speichert Wasser in den Muskelzellen, was unbedenklich ist und die Zellspannung sogar verbessern kann. Allerdings kann die Waage dadurch ein paar Pfund mehr anzeigen. Keine Panik: Das ist völlig normal. Besonders geeignet für Veganer, Ältere und alle mit Fokus auf Krafttraining.

► **Vitamin D – Kraftspender im Schatten**

Vitamin D unterstützt Muskelkraft, Knochenstruktur und beugt altersbedingtem Muskelschwund (Sarkopenie) vor. Weil wir es fast ausschließlich über Sonnenlicht bilden, sind die Speicher im Winter meist erschöpft und auch im Sommer häufig zu niedrig. Ich supplementiere meine Patienten ganzjährig, je nach Blutwert: im Winter oft 3000 Internationale Einheiten (IE) täglich. Für die Aufnahme braucht Vitamin D Fett, also am besten mit Quark oder etwas Pflanzenöl einnehmen. Häufig wird es mit Vitamin K2 kombiniert, das dabei helfen soll, Kalzium besser in die Knochen einzulagern. Nicht zwingend nötig, aber auch nicht schädlich.

► Magnesium – Muskelentspannung von innen

Magnesium ist neben Vitamin D mein Lieblings-Supplement. Es unterstützt über 300 Stoffwechselprozesse im Körper und sorgt für Energie in der Muskelzelle, muskuläre Entspannung und kann vor Muskelkrämpfen schützen. Gerade in stressigen Phasen, bei intensiver körperlicher Belastung oder Schlafmangel ist der Bedarf oft erhöht. Wichtig ist die richtige Form: Magnesiumoxid, oft in günstigen Präparaten zu finden, wird kaum aufgenommen. Besser sind Magnesiumglycinat, -taurat oder -citrat. Auch die Kombination verschiedener Darreichungsformen kann sinnvoll sein. Lass dich dazu von deinem Arzt oder in der Apotheke beraten.

► Omega 3 – weniger Entzündung, mehr Fortschritt

Omega-3-Fettsäuren bringt man selten mit Muskelaufbau in Verbindung. Dabei können sie die Regeneration nach dem Training deutlich verbessern! Sie wirken entzündungshemmend, lindern Muskelkater, unterstützen den Erhalt der Muskulatur und fördern die Eiweißaufnahme. Besonders wichtig werden sie mit zunehmendem Alter oder bei hoher Trainingsbelastung. Empfehlenswert sind 1,8–3 g pro Tag – vor allem von den wirksamen Omega-3-Fettsäuren EPA (Eicosapentaensäure) und DHA (Docosahexaensäure), die hauptsächlich in fettreichem Seefisch oder hochwertigen Pflanzenölen vorkommen. Ob die Versorgung stimmt, zeigt der Omega-3-Index im Blut: Nach aktuellen wissenschaftlichen Erkenntnissen liegt er optimalerweise zwischen 8 und 11 Prozent.

► L-Glutamin – Schutzschild und Treibstoff

L-Glutamin ist eine Aminosäure, die dein Körper normalerweise selbst herstellen kann. Bei intensivem Training, viel Stress oder bestimmten Erkrankungen steigt der Bedarf jedoch, sodass eine Ergänzung sinnvoll sein kann. Für den Muskelaufbau ist Glutamin gleich doppelt wichtig: Es liefert die Bausteine für die Eiweißsynthese und damit für Muskelaufbau und -erhalt. Außerdem dient es als Energiequelle für die Muskeln und schützt sie davor, zur Energiegewinnung abgebaut zu werden – besonders nach dem Training und vor dem Schlafengehen.

Finger weg!

Mir wird ganz anders, wenn ich diesen Trend auf Social Media beobachte: Drip Bars sprießen wie Pilze aus dem Boden. In vielen Fällen werden hoch dosierte Vitamin- und Mikronährstoffinfusionen von nicht-ärztlichen Betreibern verabreicht. Aber: Vitamininfusionen sind kein harmloser Wellnesstrend, sondern Maßnahmen, die aus meiner Sicht nur unter ärztlicher Aufsicht vorgenommen werden sollten. Wer sich wahllos etwas „einlaufen lässt“, riskiert nicht nur ein geschröpftes Portemonnaie, sondern auch ernsthafte Neben- und Wechselwirkungen, die unter Verabreichung solcher Substanzen auftreten können – dazu zählen allergische Reaktionen und epileptische Anfälle.

STRATEGIE NR. 5:
Superfoods & Ess-Routine

Wenn ich dir nur eine einzige Message zum Thema Muskelernährung mitgeben dürfte, dann wäre das diese: Setze auf proteinreiche, unverarbeitete Lebensmittel. Alles, was stark industriell bearbeitet ist – von High-Protein-Drinks bis hin zu Fertigpizza –, tut deinem Muskelstoffwechsel keinen Gefallen. Studien belegen: Wer viele ultra-verarbeitete Lebensmittel (kurz UPF = ultra-processed foods) isst, hat im Schnitt weniger Muskelmasse – egal, ob trainiert oder untrainiert.

Zucker legt die Muskeln lahm

Zucker, der sich auch in vielen UPFs versteckt, ist ein echtes Muskel-Bremspedal. Er liefert dir zwar blitzschnell Energie, doch was dein Körper nicht sofort verbrennt, wird zu Speck auf den Hüften. Auf Dauer bringt Zucker noch mehr Probleme mit sich: Er kann stille Entzündungen anfeuern, oxidativen Stress und Muskelabbau fördern und die Regeneration nach dem Training verhindern.
Heißt das jetzt: nie wieder Schokolade? Nein. Aber bewusster und dunkler (mindestens 60 Prozent Kakaoanteil). Dein Muskel freut sich, wenn Süßes die Ausnahme bleibt und du den Alltag mit ballaststoffreichen, eiweißhaltigen sowie nährstoffreichen Lebensmitteln füllst.

Bitte keine Pauschal-Diäten

Ein weiterer Punkt, der mir besonders wichtig ist: Es gibt keine Einheitsernährung. Pauschale Diäten aus Lifestyle-Magazinen bringen auf Dauer selten Erfolg. Deshalb rate ich dir: Schaue auf deinen Zyklus, deine Konstitution und deinen Alltag. Stelle dir einen Ernährungsplan zusammen, der zu dir passt (gerne auch mit meiner Hilfe).

Wirkungsvoll – und für viele praktikabel – ist meiner Erfahrung nach intermittierendes Fasten, auch Intervallfasten genannt. Keine Angst, dabei verlierst du keine Muskeln (anders als beim klassischen Heilfasten). Im Gegenteil: Dein Körper lernt, Energie besser zu nutzen, Entzündungen fahren runter, Muskeln bleiben erhalten.
Ob du morgens oder abends fastest, hängt von deinem Lifestyle ab: Eine Frau, die morgens schon körperlich schwer arbeitet, sollte frühstücken und besser auf das Abendessen verzichten. Sitzt du tagsüber im Büro, kann es umgekehrt besser passen. Probiere es aus!

Timing statt Verzicht

Und dann noch eine goldene Regel: Kohlenhydrate sind nicht, wie oft angenommen, dein Endgegner für kräftige Muskeln. Du musst sie nur clever timen. Viele denken beim Muskelaufbau zuerst nur an Eiweiß, dabei spielen auch die richtigen „Carbs“ eine zentrale Rolle: Sie liefern den Treibstoff, damit Muskeln wachsen können. Gönne sie dir am besten nach dem

Training, wenn deine Muskeln die Energiespeicher wieder auffüllen wollen. Vollkorn, Hülsenfrüchte, Gemüse – diese Kohlenhydrate halten dich lange satt und deinen Blutzucker stabil.

Gerade hier sehe ich in meiner Praxis häufig ein Problem bei denjenigen, die Gewicht reduzieren wollen: Sie lassen Kohlenhydrate oft nahezu komplett weg, weil sie denken, diese würden die Gewichtsreduktion hemmen. Dadurch purzeln die Kilos zwar schneller, aber gleichzeitig geht auch wertvolle Muskulatur verloren. Und eins kann ich euch sagen: Der Jo-Jo-Effekt lässt nicht lange auf sich warten. Laut aktueller Studienlage schaffen es nur etwa 20 bis 30 Prozent der Menschen, beim Abnehmen dauerhaft dranzubleiben und mindestens fünf Prozent ihres Körpergewichts langfristig zu verlieren. Der Grund für diese eher mäßigen Ergebnisse liegt oft in einseitigen Diäten, die auf Dauer nicht alltagskompatibel oder durchhaltbar sind.

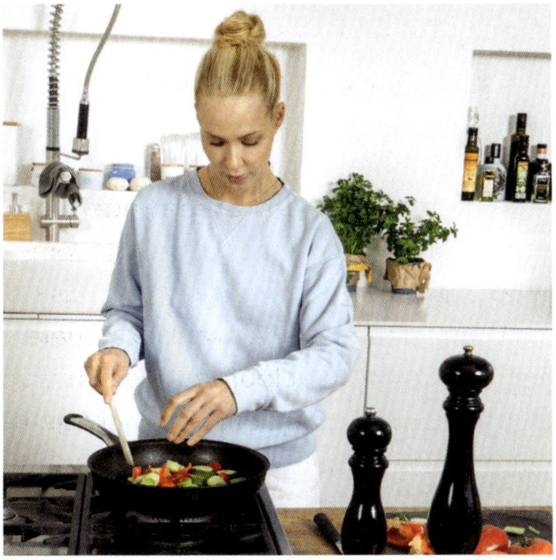

Makros für den Muskelaufbau

Proteine, Kohlenhydrate und Fette: Das sind die drei Makronährstoffgruppen für einen starken Bewegungsapparat. Sie liefern Energie, bauen Muskeln auf und kräftigen die Knochen. So sollte die Verteilung aussehen:

- Proteine (30 Prozent) sind das Baumaterial für deine Muskeln. Ohne Eiweiß keine Reparatur und keine Neubildung von Muskelfasern. Ideal sind fettarme Quellen. Setze vorwiegend auf pflanzliche Proteine wie Nüsse, Hülsenfrüchte oder Soja. Mehr dazu ab S.42.

- Kohlenhydrate (40 Prozent) kannst du dir als Haupttreibstoff vorstellen. Komplexe Carbs wie Vollkornreis, Vollkornnudeln, Haferflocken, Quinoa und Amarant, Linsen, Kichererbsen, Bohnen und Kartoffeln liefern lang anhaltende Energie, unterstützen die Regeneration und schützen vor Muskelabbau.

- Fette (30 Prozent) liefern nicht nur Energie, sondern unterstützen auch das Muskelwachstum, die Vitaminaufnahme und die Regeneration. Besonders wertvoll sind Omega-3-Fettsäuren aus Leinsamen und Walnüssen sowie einfach ungesättigte Fette aus Olivenöl, Avocado und Nüssen. Achte dabei auf natürliche Quellen und meide Transfette.

MEINE TOP-PROTEINLIEFERANTEN

Açai-Beeren, Proteinpudding oder High-Protein-Salami: Die Industrie preist sie als Muskel-Wunder an. Doch weder exotische Früchte noch stark verarbeitete Snacks bringen dir wirklich mehr Power. Die wahren Muskel-Superfoods sind viel unkomplizierter – hier meine Favoriten!

Beeren

Je dunkler, desto besser: Heidelbeeren, Brombeeren, Himbeeren & Co. enthalten Anthocyane. Das sind Antioxidantien, die Zellschäden abfangen – auch in unserer Muskulatur. Studien zeigen, dass Beeren die Muskelermüdung reduzieren und die Erholung beschleunigen können.

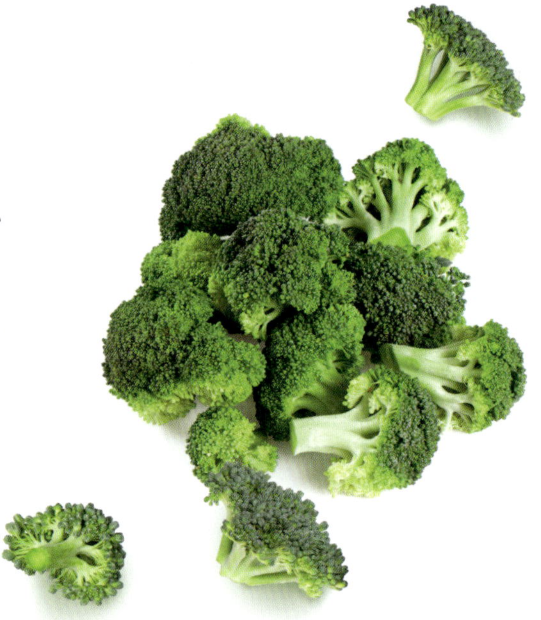

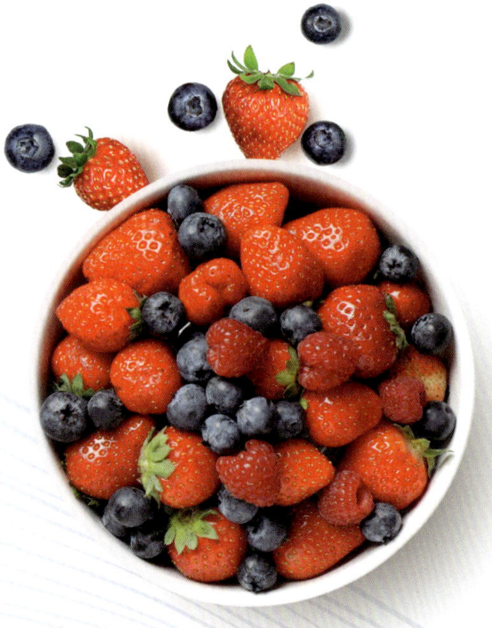

Brokkoli

Das grüne Powergemüse ist reich an Vitamin C und K sowie sekundären Pflanzenstoffen wie Sulforaphan. Diese Kombination stärkt das Immunsystem, wirkt antioxidativ und unterstützt die Muskelerholung nach anstrengenden Workouts. On top trumpft Brokkoli mit Kalzium auf, das deine Muskeln bei jeder Bewegung braucht – ein oft unterschätzter Schlüssel für Kraft und Flexibilität.

Griechischer Joghurt und Magerquark

Dream-Team für Muskeln: Beide liefern Casein, ein langsam verdauliches Protein, das deine Muskulatur über viele Stunden – besonders in der Nacht – gleichmäßig mit Bausteinen versorgt und dem Muskelabbau vorbeugt. Gleichzeitig liefern griechischer Joghurt und Magerquark wertvolles Kalzium für die Muskelkontraktion und sättigen, ohne den Körper zu belasten. Studien zeigen, dass der Verzehr von fermentierten Milchprodukten wie Joghurt nicht zu einer Erhöhung von Entzündungen führt, sondern diese sogar leicht senken kann.

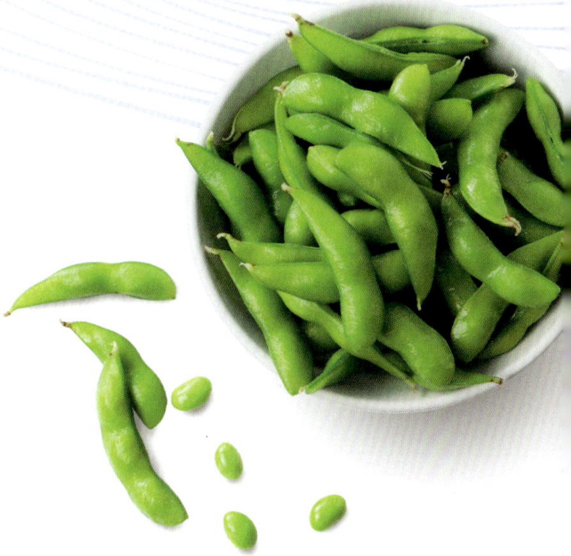

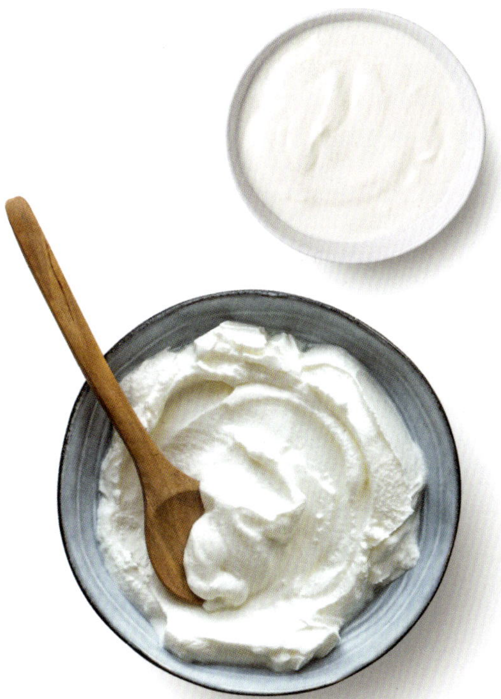

Edamame

Die japanischen Bohnen sind ein verhältnismäßig leichter und kalorienarmer Snack für zwischendurch oder dienen als gesunde Beilage. Da sie rund 11 g Eiweiß auf 100 g liefern sind sie eine hervorragende Quelle für pflanzliches Protein, das etwa ⅔ deiner Eiweißzufuhr ausmachen sollte. Außerdem sorgen zahlreiche Ballaststoffe für eine langanhaltende Sättigung sowie die Regulation des Blutzuckerspiegels. Das grüne Power-Food liefert uns zusätzlich die wertvollen Mineralstoffe Magnesium, Eisen, Kalium und Calcium, die wichtig für unsere Mukel- und Nervenfunktionen sind.

Quinoa

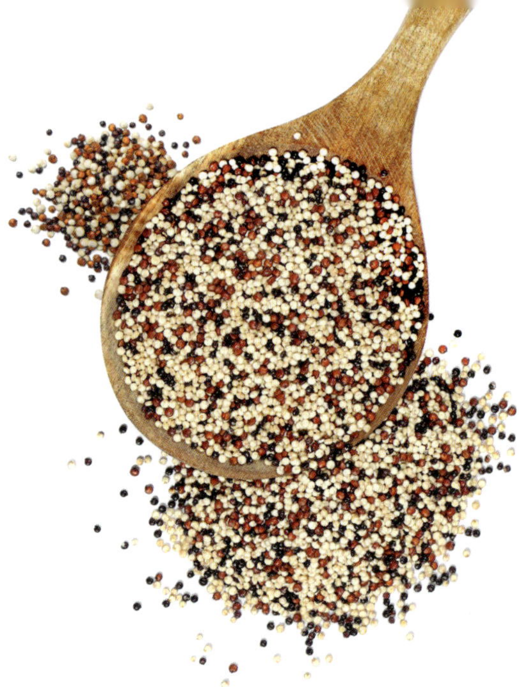

Das „Inka-Korn“ gehört zu den Pseudogetreiden – und liefert alle neun essenziellen Aminosäuren. Für uns heißt das: pflanzliches Eiweiß de luxe. Forschungen belegen, dass Quinoa den Muskelaufbau fast genauso gut unterstützt wie Fleisch oder Milchprodukte. Zusätzlich hat Quinoa reichlich komplexe Carbs mit im Gepäck – perfekt für mehr Power beim Training und eine schnelle Erholung danach.

Sesam

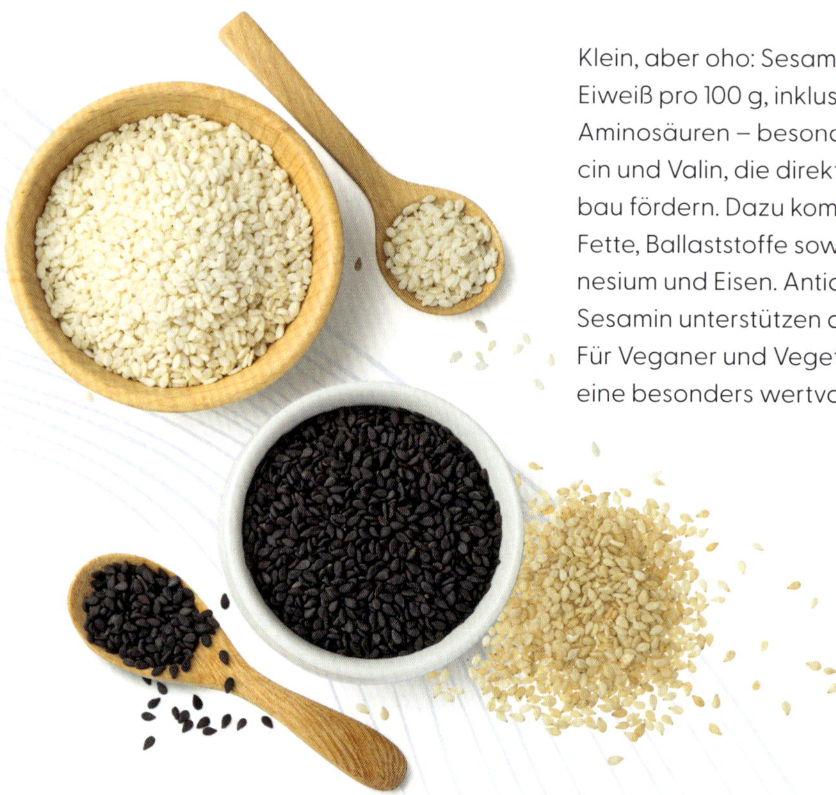

Klein, aber oho: Sesam liefert ca. 18 g Eiweiß pro 100 g, inklusive aller wichtigen Aminosäuren – besonders Leucin, Isoleucin und Valin, die direkt den Muskelaufbau fördern. Dazu kommen gesunde Fette, Ballaststoffe sowie Kalzium, Magnesium und Eisen. Antioxidantien wie Sesamin unterstützen die Regeneration. Für Veganer und Vegetarier ist Sesam eine besonders wertvolle Eiweißquelle.

Hülsenfrüchte

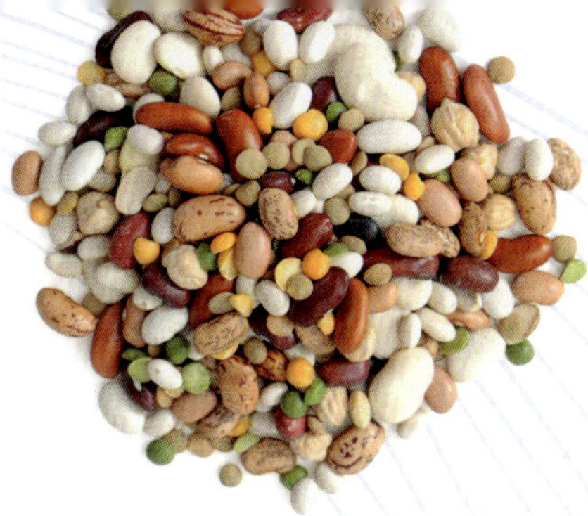

Linsen, Kichererbsen, Bohnen und Co. gehören zu den besten pflanzlichen Proteinquellen. Ihr Zusammenspiel aus Eiweiß, Ballaststoffen und komplexen Kohlenhydraten sorgt für gleichmäßige Energie und eine stabile Verdauung. Mit Eisen, Zink und Magnesium unterstützen sie Muskelarbeit, Erholung und Ausdauer – perfekt für aktive Tage.

Wildlachs

Echter Wildlachs punktet mit Omega-3-Fettsäuren, hochwertigem Eiweiß und dem Super-Antioxidans Astaxanthin (das macht ihn so schön orange). Das Trio wirkt entzündungshemmend, schützt die Muskeln vor Mikroverletzungen und kann Muskelkater abmildern. Als Extra-Bonus enthält Wildlachs B-Vitamine – wichtig für die Muskelfunktion. Achtung: Beim Einkauf nicht mit Alaska-Seelachs verwechseln! Der ist streng genommen gar kein Lachs, beinhaltet weniger Omega-3-Fettsäuren und enthält auch kein Astaxanthin. Damit ist er zwar ein magerer Fisch, aber kein echtes Muskel-Superfood.

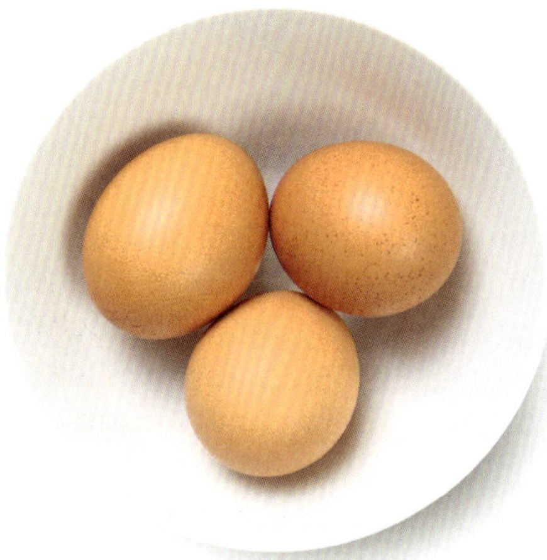

Eier

Eier sind wahre Allrounder für den Muskelaufbau: Sie enthalten alle essenziellen Aminosäuren, dazu Vitamin D, B12 und Cholin – alles, was der Körper braucht, um Muskelfasern aufzubauen und zu reparieren. Das Eiweiß wird besonders gut verwertet und unterstützt so Regeneration, Kraft und Struktur der Muskulatur. Ideal als Frühstücksprotein oder nach dem Training.

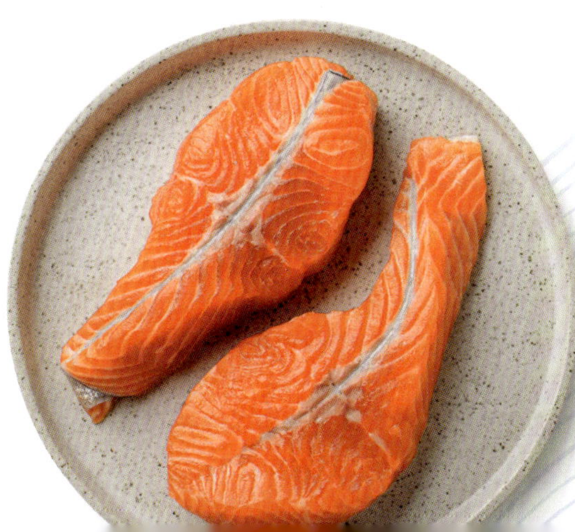

EIWEISS –
der Baustein deiner Stärke

Muskeln sind wie ein Haus aus Ziegelsteinen – und die Ziegel heißen Aminosäuren. Ohne sie geht nichts: kein Aufbau, keine Reparatur, keine Stabilität. Eiweiß besteht im Grunde aus genau diesen Bausteinen. Je älter wir werden, desto mehr Nachschub brauchen wir, damit die Mauern nicht bröckeln.

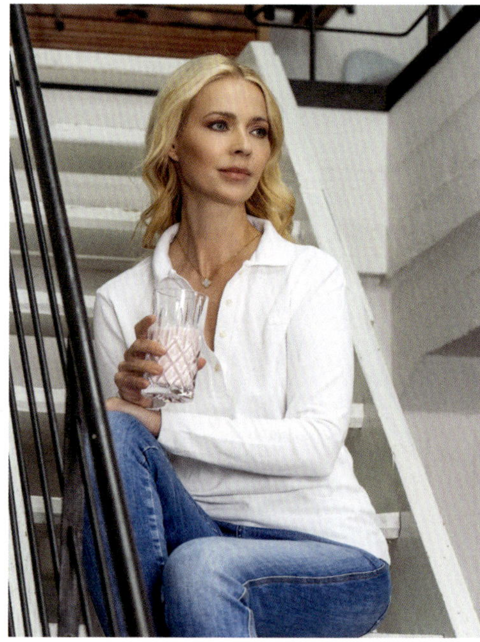

Die ultimative 3 x 30-Formel

Ernährung muss leicht sein. Akribisches Kalorienzählen ist nicht mein Ding und auch beim Eiweiß halte ich es einfach: 3 x 30 g Protein pro Tag – das ist die Zauberformel für starke Muskeln. Unser Körper liebt Balance, deshalb gehört zu jeder Mahlzeit eine Portion Protein.

An alle, die ihre Einkaufskörbe hoch motiviert mit High-Protein-Produkten überladen: Viel hilft an dieser Stelle leider nicht viel. Unser Körper kann nämlich nicht wesentlich mehr als 30 g Protein auf einmal verwerten. So wie man nicht am Tagesende zwei Liter Wasser auf einmal trinken sollte, weil man den ganzen Tag mal wieder vergessen hat zu trinken, so sollte man auch auf eine regelmäßige Proteinzufuhr über den Tag verteilt achten.
Bitte nicht irritieren lassen von der Deutschen Gesellschaft für Ernährung (DGE), die trotz wissenschaftlich valider Studien immer noch nur 1 g Eiweiß pro kg Körpergewicht empfiehlt. Das ist viel zu wenig!

Pflanzlich punktet

Ob das Eiweiß tierisch oder pflanzlich ist, interessiert deine Muskeln nicht. Entscheidend ist, dass alle Bausteine – es gibt insgesamt 20 Aminosäuren – zusammenkommen. Fleisch bringt zwar das komplette Paket mit sich, ein regelmäßiger Verzehr, insbesondere von rotem Fleisch, steht jedoch in Verbindung mit chronischen Mikroentzündungen, die unter anderem das Risiko für die Entstehung von Herz-Kreislauf- und Stoffwechselerkrankungen sowie das Darmkrebsrisiko erhöhen.
Setze deshalb überwiegend auf pflanzliche Proteine. Im Gegensatz zum tieri-

schen Eiweiß liefern pflanzliche Lebensmittel allerdings häufig nur bestimmte Aminosäuren. Wichtig ist, mehrere Quellen zu kombinieren, um letztendlich alle zu bekommen. Hülsenfrüchte, Quinoa, Nüsse oder ein veganes Proteinpulver (z. B. aus Erbsen, ohne industrielle Zusatzstoffe) ergeben ein Top-Paket. So stellst du sicher, dass deine Muskeln wachsen und dein ganzer Körper profitiert.

Schlauer Shortcut

Wieder mal die tägliche Eiweißmenge nicht erreicht? Dann kann dich ein Shake mit pflanzlichem Proteinpulver retten. Der bringt je nach Produkt 20 bis 30 g Eiweiß – eine echte Abkürzung, wenn du deine Tagesmenge schaffen willst. Molkeprotein (Whey) zählt zu den wissenschaftlich am besten untersuchten Eiweißquellen: Dein Körper kann diese Proteinart gut verstoffwechseln, deshalb eignet sie sich perfekt nach dem Training zur Muskelregeneration. Du musst Whey aber nicht unbedingt trinken – es macht sich auch super in Müsli, Joghurt oder Porridge. Wenn du empfindlich auf Laktose reagierst, probiere Whey-Isolat oder -Hydrolysat. Beide sind fast laktosefrei und dadurch deutlich magenfreundlicher. Wichtig ist nur: Bleib bei der empfohlenen Menge von 25–50 g pro Tag. Zu viel Pulver auf einmal führt häufig zu Blähungen, Völlegefühl oder Durchfall. Und bitte auch hier auf die Qualität achten! Ich nutze nur Whey-Protein, das laut Angaben ohne ungesunde industrielle Zusatzstoffe auskommt.

Dein Eiweiß-Spickzettel

Vielleicht fragst du dich: Wie komme ich pro Mahlzeit auf die passende Eiweißmenge? Hier ist eine kleine Liste, die dir beim Kombinieren hilft. In den genannten Lebensmittelmengen stecken jeweils 10 g Eiweiß:

- 1½ Eier (Größe M, 1 Ei = 7 g Eiweiß)
- 100 g Magerquark
- 150 g griechischer Joghurt (2 % Fett)
- 100 g Hüttenkäse (körnig)
- 35–40 g Hartkäse (z. B. Gouda, Emmentaler = 2 Scheiben oder 3–4 Würfel)
- 40 g Hähnchenbrust (gegart)
- 50 g Wildlachs (gegart)
- 45 g Thunfisch (Dose, abgetropft)
- 100 g Tofu (natur)
- 80 g Tempeh
- 200 g Sojajoghurt (ungesüßt)
- 80 g Linsen (gekocht)
- 80 g Kichererbsen (gekocht)
- 80 g Kidneybohnen (gekocht)
- 120 g Haferflocken
- 120 g Quinoa (gekocht)
- 40 g Mandeln oder Erdnüsse
- 30 g Hanfsamen (2 EL)
- 35 g Chiasamen (3 EL)
- 30 g Kürbiskerne (2 EL)

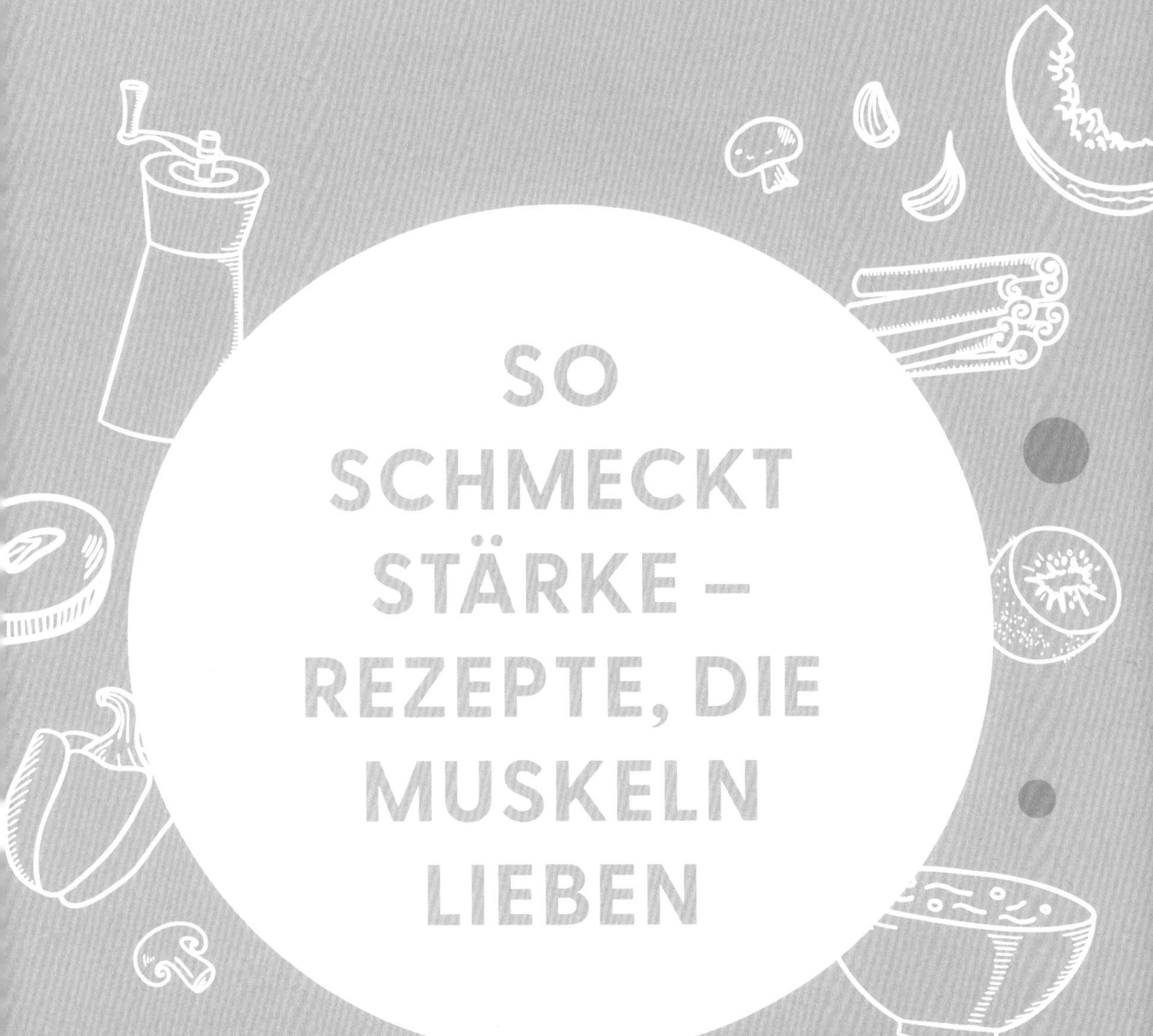

SO SCHMECKT STÄRKE – REZEPTE, DIE MUSKELN LIEBEN

Was du isst, entscheidet mit über deine Kraft. Diese Rezepte liefern dir das ideale Fundament für definierte Muskeln, stabile Energie und ein gutes Körpergefühl. Proteinreich, ausgewogen und voller Geschmack – perfekt für alle, die ihren Körper fordern und zugleich gut versorgen wollen.

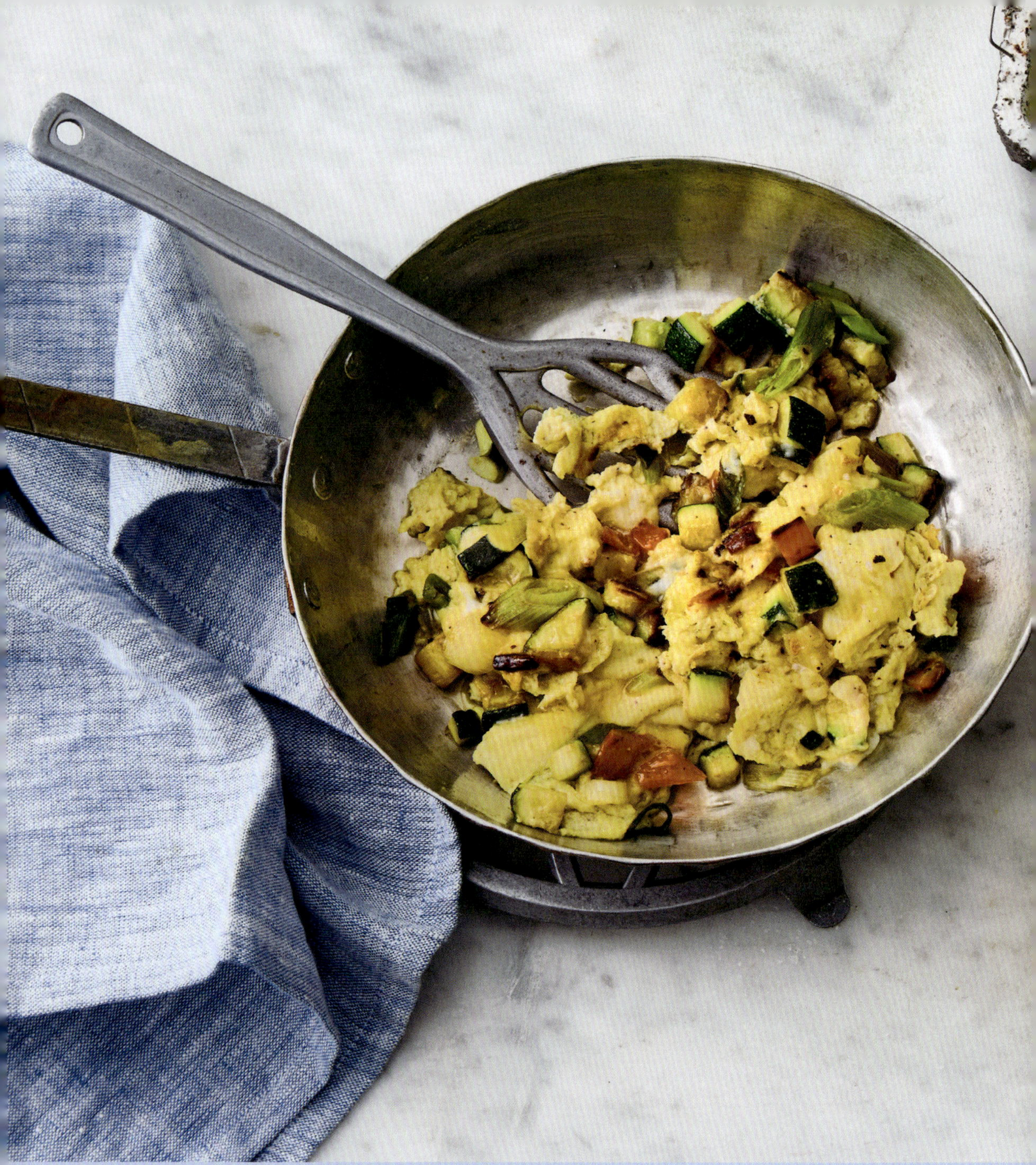

MORGENS

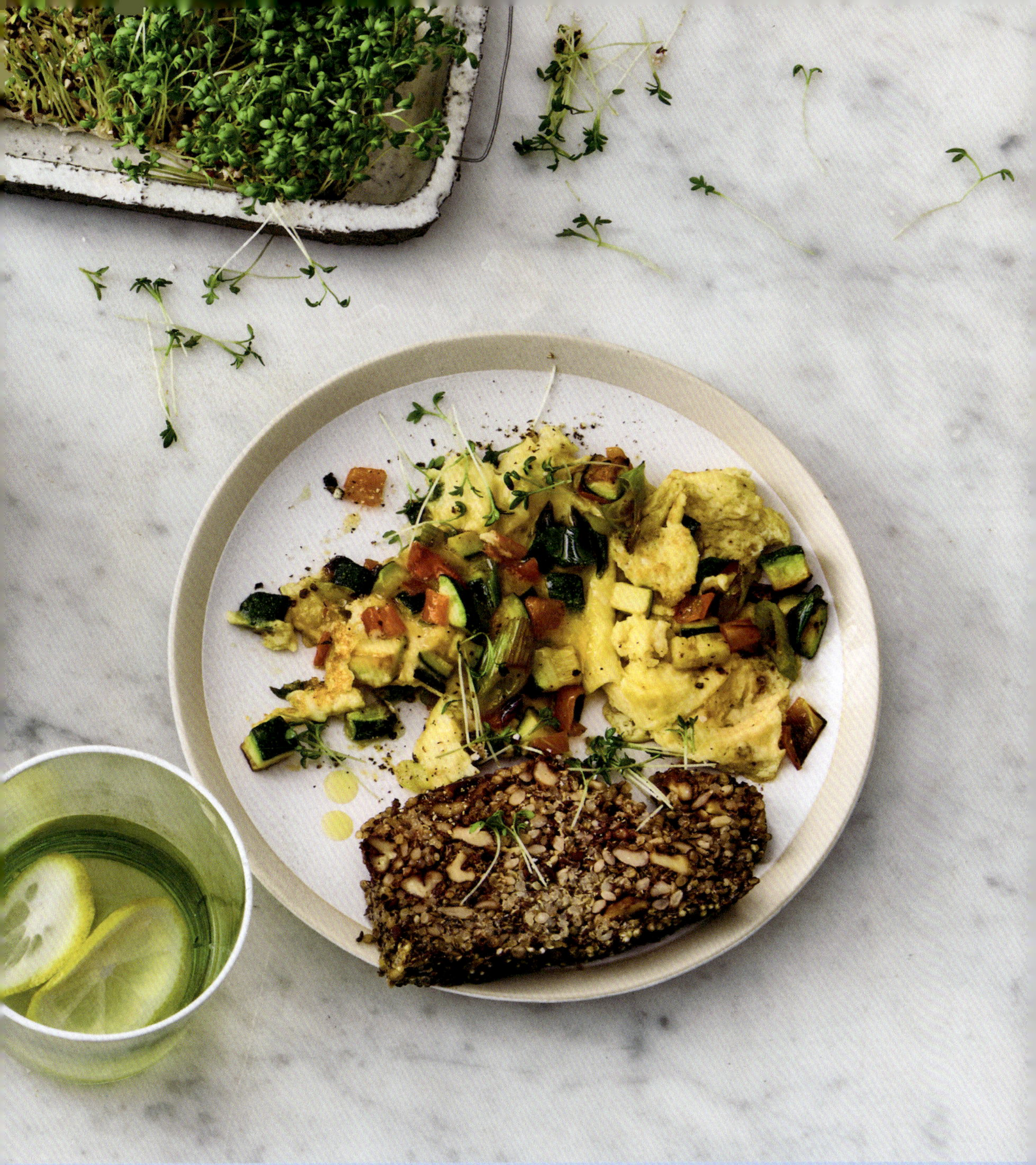

Gleich morgens mit einer guten Portion Eiweiß, langsam verdaulichen Kohlenhydraten sowie ausreichend Ballaststoffen zu starten, gibt Power für einen aktiven Tag und hält den Blutzucker lange stabil. So kommt garantiert bis mittags kein Heißhunger auf.

Mango-Bowl mit Kokoschips

Für 2 Portionen | Zubereitung: ca. 15 Min.

½ Mango
200 g körniger Frischkäse
200 g griech. Joghurt
(5 % Fett)
1 TL Limettensaft
1 EL Kokoschips
1 EL Mandelkerne mit Haut
1 EL geschälte Hanfsamen

Pro Portion ca. 335 kcal,
26 g EW, 18 g F, 17 g KH

vegetarisch • vegetarisch •

1. Die Mango schälen und das Fruchtfleisch vom Stein schneiden. 50 g Mango grob würfeln und beiseitelegen. Übrige Mango in schmale Spalten schneiden.

2. Die Mangowürfel mit körnigem Frischkäse im Blitzhacker oder mit dem Stabmixer cremig pürieren. Unter den Joghurt rühren und auf 2 Müslischalen verteilen.

3. Die Mangospalten dekorativ auf der Bowl anrichten und mit Limettensaft beträufeln. Nacheinander Kokoschips, Mandeln und Hanfsamen in einer Pfanne ohne Fett rösten, bis sie duften. Die Mandeln grob hacken.

4. Die Kokoschips, gehackte Mandeln und Hanfsamen dekorativ auf den Bowls verteilen. Nach Belieben mit Minze verzieren und servieren.

Variante

Lieber in Pink? Dann die Bowl mit 200 g frischen oder tiefgekühlten Himbeeren statt Mango zubereiten. Sie liefern viele Ballaststoffe und sind besonders arm an Fruchtzucker. Zum Toppen könnt ihr nach Lust und Laune auch andere Zutaten verwenden. Lecker ist z. B. auch die Kombi Kakaonibs, geschrotete Leinsamen und Pekannüsse.

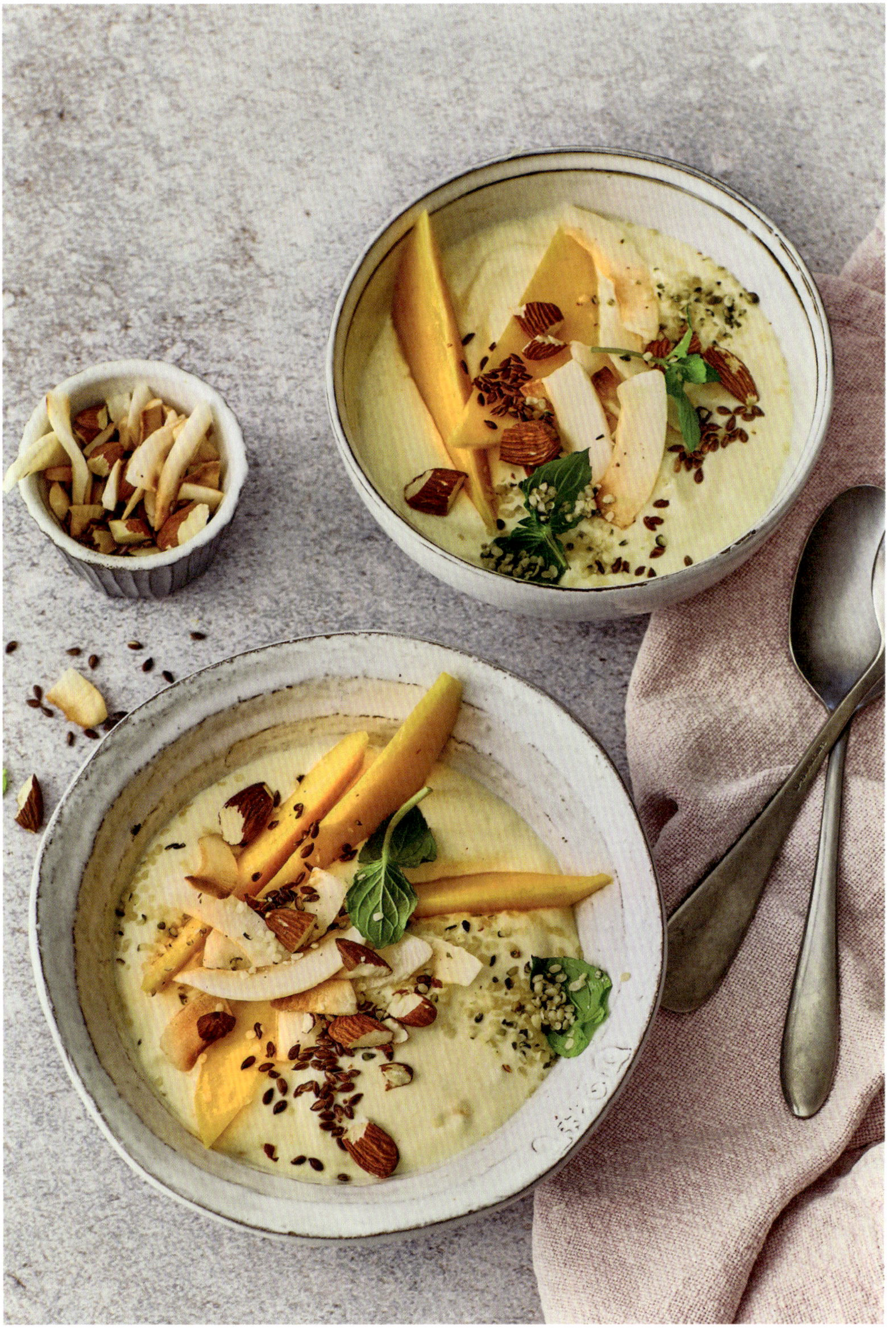

Protein-Porridge mit Erdbeeren

Für 2 Portionen | Zubereitung ca. 15 Min.

1 kleine Medjool-Dattel
30 g geschälte Hanfsamen
200 ml ungesüßter Mandeldrink
80 g kernige Haferflocken
2 EL veganes Proteinpulver (z. B. Erbsen- oder Hanfprotein)
Salz
200 g griech. Joghurt (5 % Fett)
1 TL abgeriebene Bio-Zitronenschale
½ TL Kurkumapulver
200 g Erdbeeren
2 TL geröstete Mandelstifte

Pro Portion ca. 460 kcal, 27 g EW, 21 g F, 39 g KH

vegetarisch • vegetarisch •

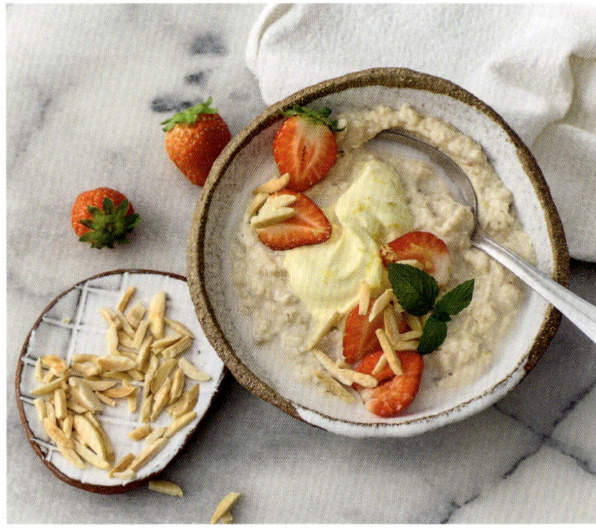

1. Die Dattel entsteinen und grob würfeln. Mit Hanfsamen, Mandeldrink und 225 ml Wasser fein pürieren. Die Flüssigkeit in einen Topf gießen, Haferflocken, Proteinpulver und 1 Prise Salz dazugeben, alles aufkochen und etwa 5 Minuten köcheln lassen, dabei öfters umrühren.

2. Inzwischen Joghurt mit Zitronenschale und Kurkuma glatt rühren. Erdbeeren waschen, gut abtropfen lassen, putzen und je nach Größe halbieren oder vierteln.

3. Den Porridge auf 2 Schalen verteilen. Joghurt als Klecks daraufgeben. Die Erdbeeren darauf verteilen. Mit Mandelstiften bestreuen und nach Belieben mit Minze verzieren.

Overnight-Oats mit Banane

Für 2 Portionen | Zubereitung ca. 15 Min. + Wartezeit

30 g Haselnusskerne
1 kleine reife Banane (ca. 150 g)
250 g Magerquark
100 ml ungesüßter Mandel- oder Sojadrink
2 TL ungesüßtes Kakaopulver
80 g Haferflocken
200 g Heidelbeeren (frisch oder TK und aufgetaut)
2 TL ungesüßtes Nussmus

Pro Portion ca. 480 kcal, 30 g EW, 17 g F, 50 g KH

vegetarisch • vegetarisch •

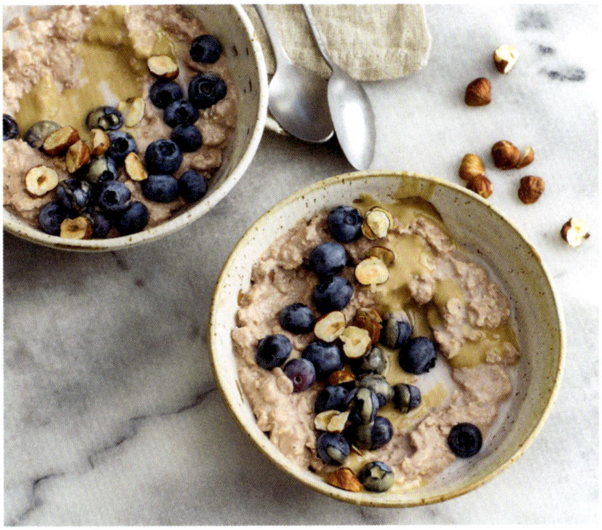

1. Haselnüsse in einer Pfanne ohne Fett rösten, bis sie duften. Herausnehmen und grob hacken. Die Banane schälen und in grobe Stücke schneiden. Mit Quark, Mandel- oder Sojadrink und Kakao in einen Mixer geben und pürieren.

2. Die Haferflocken und die gehackten Nüsse, bis auf etwa 1 TL zum Verzieren, zur Bananenmischung geben und gut unterrühren. Die Masse auf 2 Schraubgläser oder Müslischalen verteilen und abgedeckt über Nacht (oder mindestens 4 Stunden) kalt stellen.

3. Am nächsten Morgen die Beeren verlesen, waschen und gut abtropfen lassen. Overnight-Oats noch mal kurz durchrühren und die Beeren daraufgeben. Je 1 TL Nussmus darüberträufeln, mit restlichen Haselnüssen bestreuen und servieren.

Power-Pancakes mit Zitronenquark

Für 2 Portionen | Zubereitung ca. 35 Min.

40 g Buchweizenmehl
60 g zarte Haferflocken
2 TL Kokosraspel
2 TL geschrotete Leinsamen
Salz
2 Eier (Größe M)
200 ml ungesüßter Mandel- oder Sojadrink
½ Bio-Zitrone
250 g Magerquark
2 TL Ahornsirup (oder etwas Birkenzucker)
2 Aprikosen
1 EL Rapsöl

Pro Portion ca. 530 kcal,
36 g EW, 20 g F, 49 g KH

vegetarisch • vegetarisch •

1. Für den Teig Mehl mit Haferflocken, Kokosraspeln, Leinsamen und 1 Prise Salz mischen. Eier und Mandel- oder Sojadrink dazugeben und mit dem Schneebesen unterrühren. Den Teig etwa 20 Minuten quellen lassen.

2. Inzwischen die Zitrone heiß waschen, trocken reiben und die Schale fein abreiben. Den Saft auspressen. Quark mit 2 EL Zitronensaft, Zitronenschale und Ahornsirup glatt rühren. Aprikosen waschen, trocken reiben, halbieren, entsteinen und in Spalten schneiden.

3. Das Öl in einer großen beschichteten Pfanne erhitzen. Jeweils etwa 2 EL Teig als Kleckse in die Pfanne geben, etwas flach streichen (ca. 10 cm Durchmesser) und etwa 4 Minuten braten. Die Pancakes wenden, weitere 3 bis 4 Minuten braten. Auf diese Weise 8 Pancakes backen. Je 4 Pancakes auf Tellern anrichten, einen Klecks Zitronenquark und die Aprikosenspalten daraufgeben. Übrigen Quark extra dazu reichen.

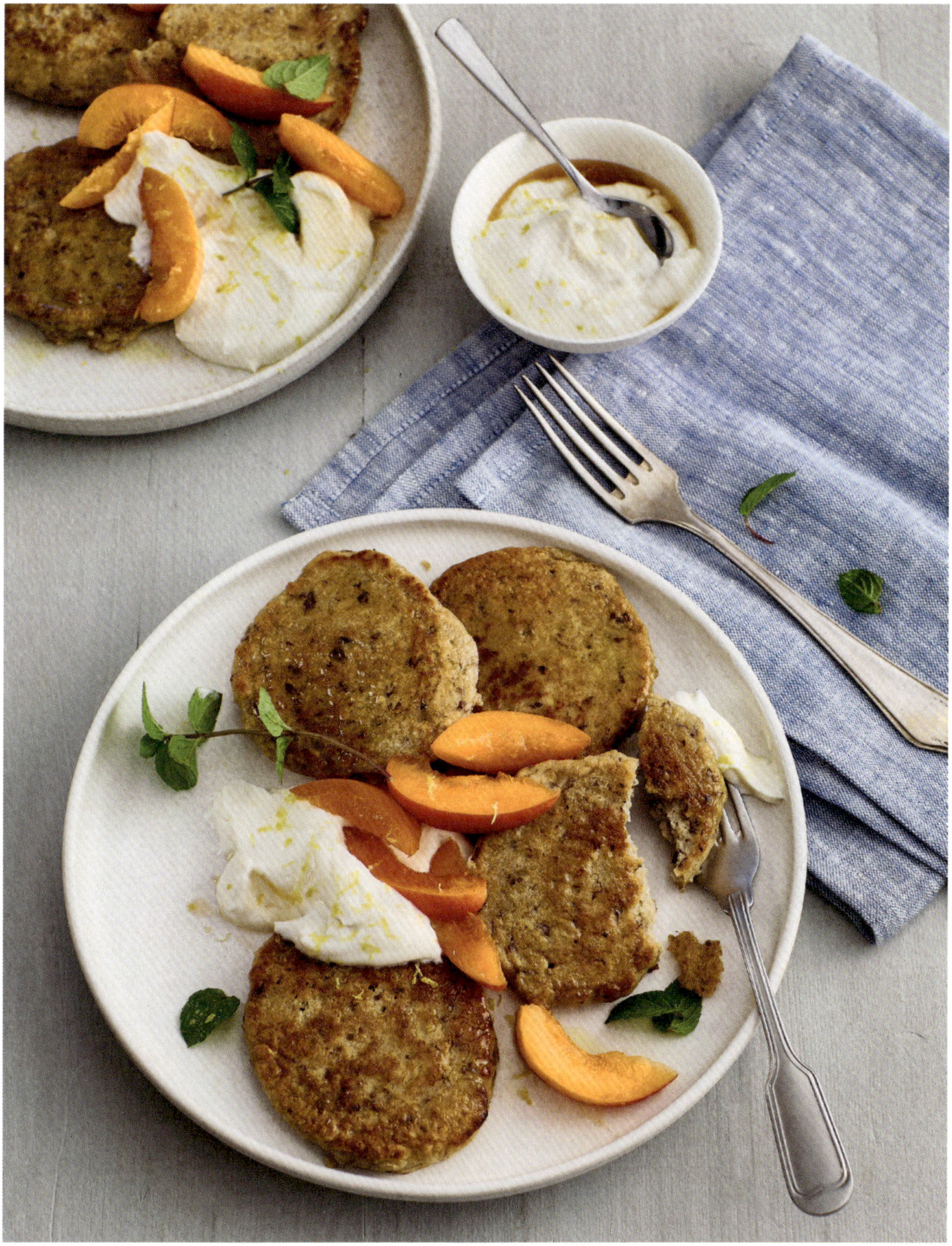

TIPP

Die Pancakes lassen sich gut am Vortag zubereiten und abgedeckt kalt stellen. Am nächsten Morgen dann im Toaster oder in der Mikrowelle kurz erwärmen und mit Quark und Aprikosen anrichten.

Herzhafter Hirse-Porridge

Für 2 Portionen | Zubereitung ca. 25 Min.

250 ml hefefreie Bio-Gemüsebrühe
100 g Hirse
3 Eier (Größe M)
1 kleine reife Avocado (ca. 250 g)
150 g Cocktailtomaten
100 g Baby-Blattspinat
1 EL Olivenöl
Salz
Pfeffer aus der Mühle
1 Prise frisch geriebene Muskatnuss
2–3 TL Zitronensaft
50 g Magerquark
2 EL gehacktes Basilikum

Pro Portion ca. 520 kcal, 25 g EW, 28 g F, 42 g KH

vegetarisch • vegetarisch •

1. Die Brühe in einem Topf aufkochen, die Hirse einstreuen und bei schwacher Hitze 15 bis 20 Minuten köcheln lassen. Dabei ab und zu umrühren.

2. Inzwischen die Eier 8 bis 9 Minuten hart kochen. Kalt abschrecken, pellen und halbieren. Die Avocado halbieren, den Stein entfernen und das Fruchtfleisch aus der Schale lösen. In schmale Spalten schneiden. Die Tomaten waschen. Den Spinat verlesen, waschen und abtropfen lassen.

3. Das Öl in einer Pfanne erhitzen. Die Tomaten darin unter Wenden etwa 5 Minuten anbraten, bis sie beginnen aufzuplatzen, und herausnehmen. Den Spinat in der heißen Pfanne unter Wenden etwa 2 Minuten dünsten, bis er zusammenfällt. Mit Salz, Pfeffer und Muskat würzen.

4. Die Hirse mit etwas Zitronensaft und nach Bedarf etwas Salz und Pfeffer abschmecken. Auf 2 Schalen verteilen. Avocado, Tomaten und Spinat dekorativ darauf anrichten. Den Quark mit übrigem Zitronensaft und Basilikum verrühren, mit Salz abschmecken. Quark als Klecks auf dem Porridge verteilen und je 3 Eierhälften auf der Hirse anrichten. Den Porridge sofort servieren.

Variante

Für einen süßen Porridge die Hirse in ungesüßtem Pflanzendrink kochen und mit je 1 EL Mandel- oder Nussmus und einer Handvoll frischen oder tiefgekühlten Früchten anrichten.

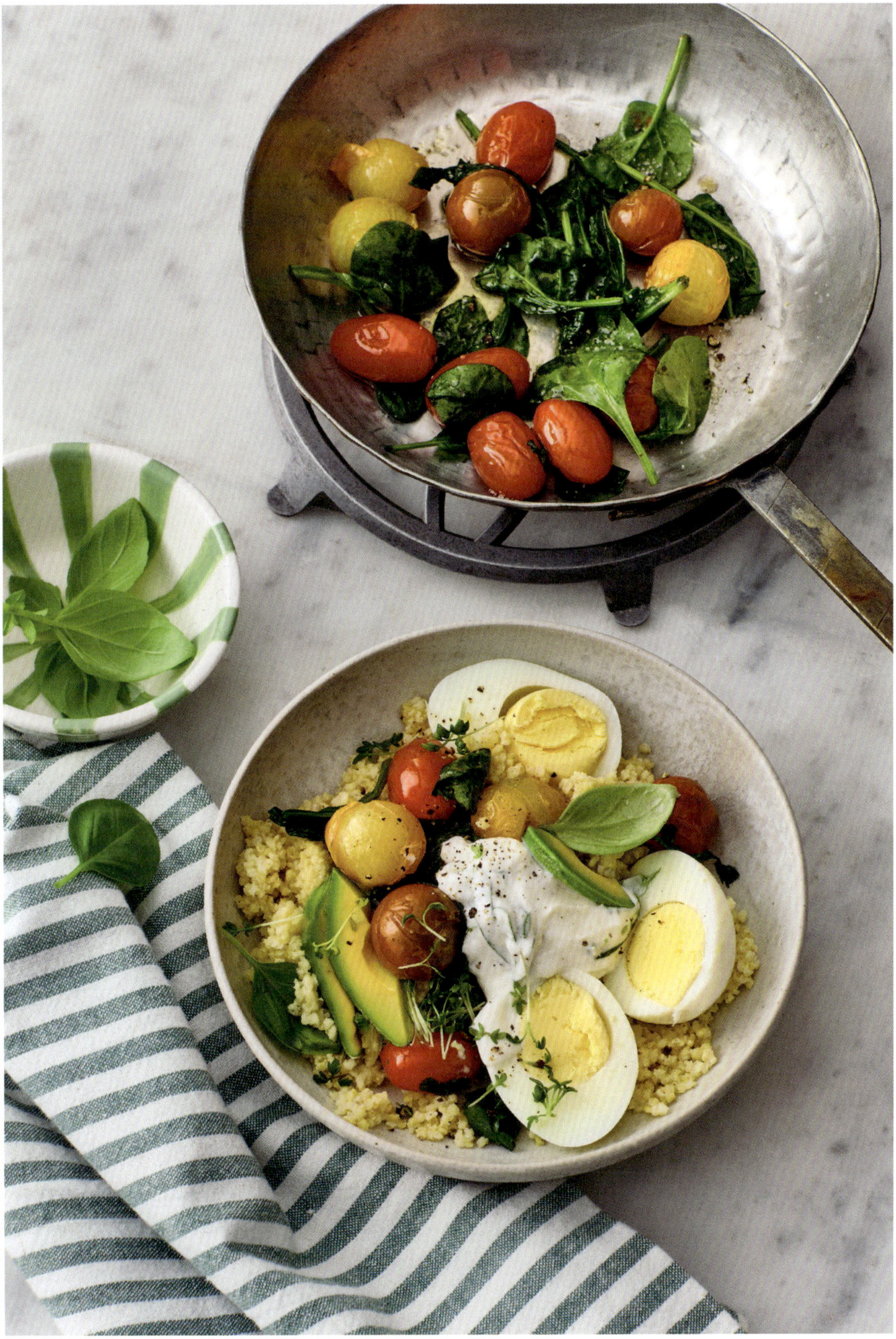

Green-Dream-Smoothie to go

Für 2 Portionen | Zubereitung ca. 10 Min.

125 g Baby-Blattspinat
3 Stangen Staudensellerie
2 Stiele Minze
1 Orange
½ Zitrone
½ grüner Apfel
1 reife Avocado (ca. 300 g)
40 g veganes Proteinpulver (z. B. Erbsen- oder Hanfprotein)
2 EL geschrotete Leinsamen
2 EL geschälte Hanfsamen
½ TL Kurkumapulver

Pro Portion ca. 435 kcal,
27 g EW, 25 g F, 24 g KH

vegan • vegan • vegan • vegan •

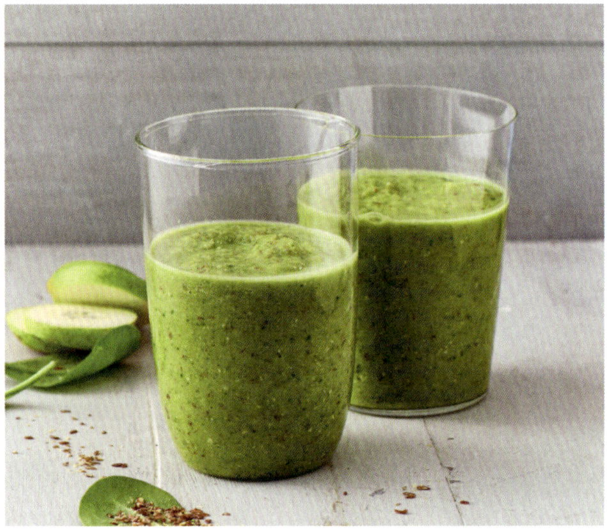

1. Den Spinat verlesen, waschen und abtropfen lassen. Staudensellerie putzen, waschen und in grobe Stücke schneiden. Die Minze waschen, trocken schütteln und die Blätter von den Stielen zupfen. Orange und Zitrone so schälen, dass auch die weiße Haut mit entfernt wird, und vierteln. Apfel waschen, entkernen und grob schneiden. Avocado halbieren, den Stein entfernen und das Fruchtfleisch aus der Schale lösen.

2. Alle vorbereiteten Zutaten mit Proteinpulver, Leinsamen, Hanfsamen, Kurkuma und je nach gewünschter Konsistenz 300 bis 350 ml kaltes Wasser in einen leistungsstarken Mixer geben und cremig pürieren. In 2 große Gläser füllen und sofort servieren oder in 2 verschließbare Flaschen füllen und bis zum Mitnehmen kalt stellen.

Pinke Smoothie-Bowl

Für 2 Portionen | Zubereitung ca. 15 Min.

1 reife Avocado (ca. 300 g)
1 Medjool-Dattel
250 g TK-Himbeeren
300 g griech. Joghurt (5 % Fett)
3 TL Zitronensaft
2 TL Tahin (Sesampaste)
4 TL geschälte Hanfsamen
2 geh. EL veganes Proteinpulver (z. B. Erbsen- oder Hanfprotein)
frische Himbeeren, Kokosraspel, Kakaonibs und Minze zum Verzieren

Pro Portion ca. 515 kcal, 34 g EW, 31 g F, 23 g KH

vegetarisch • vegetarisch •

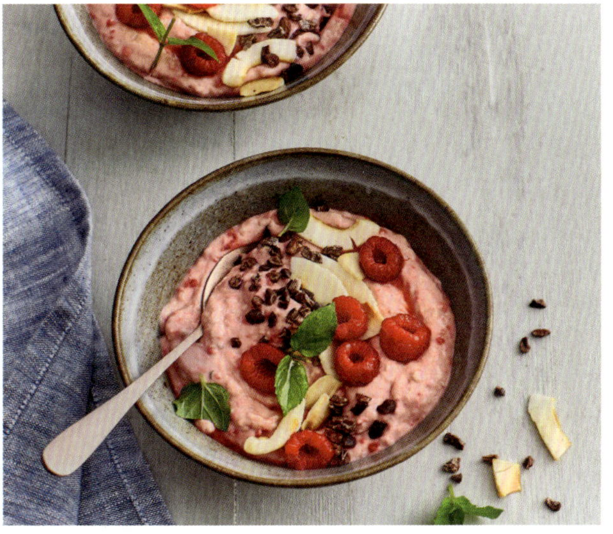

1. Die Avocado halbieren, den Stein entfernen und das Fruchtfleisch aus der Schale lösen. Die Dattel entsteinen und grob würfeln. Beides mit gefrorenen Beeren, 250 g Joghurt, Zitronensaft, Tahin, Hanfsamen und Proteinpulver in einen leistungsstarken Mixer geben und cremig pürieren. In 2 Müslischalen füllen.

2. Die Bowl dekorativ mit übrigem Joghurt (50 g), Beeren, Kokosraspeln, Kakaonibs und Minze belegen und sofort servieren.

Quinoa-Saaten-Brot

Für 1 Brot (ca. 16 Scheiben) | Zubereitung ca. 1 Std. 50 Min. + Wartezeit

150 g Quinoa
Salz
50 g Chiasamen
20 g Flohsamenschalen
160 g Sonnenblumenkerne
80 g Leinsamen
120 g grob gehackte Nusskerne (z. B. Walnuss-, Haselnuss-, Macadamianuss- oder Pekannusskerne)
5 EL Rapsöl
2 EL Ahornsirup

Pro Scheibe ca. 200 kcal,
7 g EW, 14 g F, 12 g KH

vegan • vegan • vegan • vegan •

1. Quinoa in ein feines Sieb geben und unter kaltem Wasser gründlich abspülen. In Salzwasser nach Packungsanweisung garen, abgießen und etwas abkühlen lassen.

2. Quinoa mit Chiasamen, Flohsamenschalen und 375 ml kaltem Wasser in einer Rührschüssel mischen und etwa 15 Minuten quellen lassen.

3. Inzwischen den Backofen auf 160 °C (Ober-/Unterhitze; 140 °C Umluft) vorheizen. Eine Kastenform (25 cm Länge) mit Backpapier auslegen. Alle übrigen Zutaten mit ½ TL Salz zur Quinoa-Mischung geben und gründlich untermischen. Die Masse in die Form füllen und glatt streichen.

4. Im heißen Ofen etwa 1½ Stunden backen. Das Brot in der Form etwa 15 Minuten abkühlen lassen. Mithilfe des Backpapiers aus der Form lösen und auf einem Kuchengitter auskühlen lassen.

3x Belagideen süß

- Pro Scheibe 2 EL Magerquark + ½ kleine Banane + 1 TL Zartbitter-Schokoraspel
- Pro Scheibe 2 EL körniger Frischkäse + 3 Erdbeeren + etwas abgeriebene Bio-Zitronenschale + einige Blättchen Minze
- Pro Scheibe 2 TL ungesüßtes Nussmus + 1 Pflaume + etwas Zimtpulver

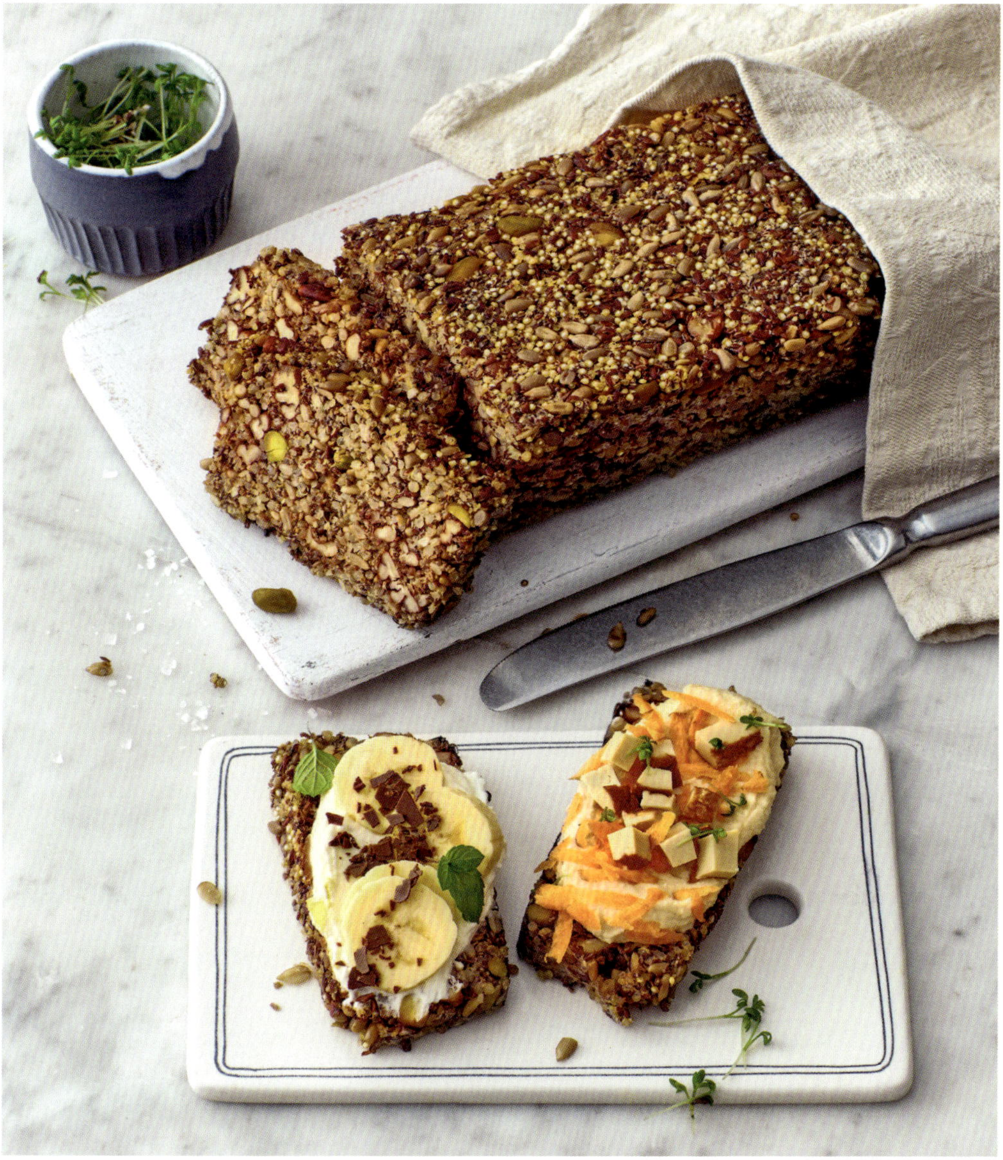

3x Belagideen herzhaft

- Pro Scheibe 2 EL körniger Frischkäse + 1 TL grünes Pesto + 1 Tomate
- Pro Scheibe 2 EL Magerquark + ½ TL geriebener Meerrettich + ¼ Salatgurke + 15 g Räucherlachs
- Pro Scheibe 2 EL Hummus + 2 EL Möhrenraspel + 100 g Räuchertofu

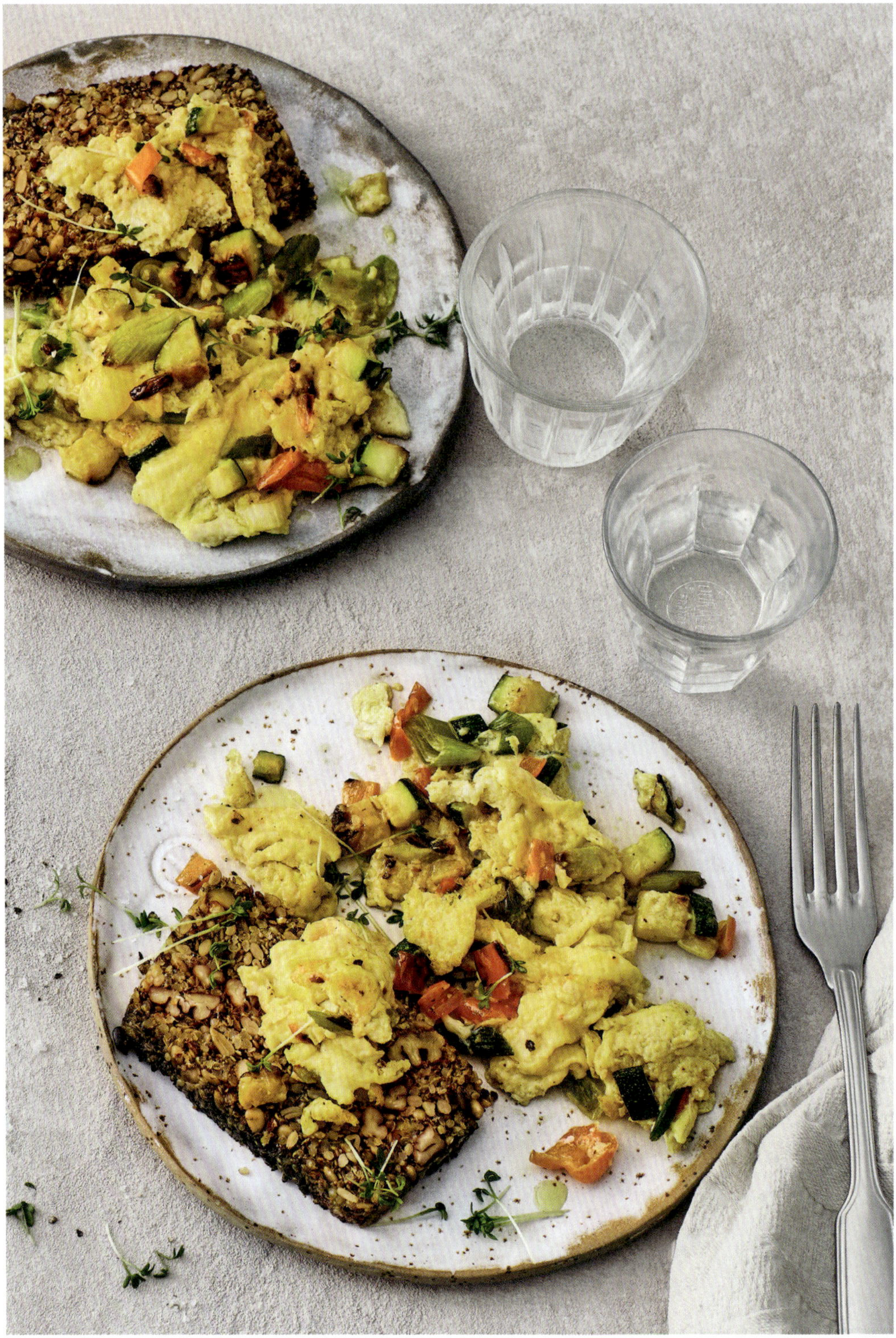

Gemüse-Rührei mit Kresse

Für 2 Portionen | Zubereitung ca. 15 Min.

- 1 kleine Zucchini (ca. 250 g)
- 3 Frühlingszwiebeln
- 1 rote Spitzpaprika
- 1 EL Rapsöl
- 4 Eier (Größe M)
- 2 EL ungesüßter Sojadrink
- Salz
- Pfeffer aus der Mühle
- 1 Beet Kresse
- 2 Scheiben Quinoa-Brot (siehe S. 62; alternativ Vollkorn-Sauerteigbrot)

Pro Portion ca. 500 kcal, 27 g EW, 34 g F, 23 g KH

1. Die Zucchini putzen, waschen, längs halbieren und in kleine Würfel schneiden. Frühlingszwiebeln putzen, waschen und in feine Ringe schneiden. Paprika längs halbieren, putzen, waschen und in kleine Würfel schneiden.

2. Das Öl in einer beschichteten Pfanne erhitzen. Das Gemüse darin unter Wenden etwa 5 Minuten anbraten. Die Eier mit Sojadrink verquirlen, mit Salz und Pfeffer würzen. Über das Gemüse gießen und stocken lassen. Dabei mit dem Pfannenwender immer wieder leicht zur Mitte schieben.

3. Die Kresse vom Beet schneiden, waschen und abtropfen lassen. Das Rührei auf Tellern anrichten. Mit Kresse bestreuen und mit Brot servieren.

vegetarisch • vegetarisch •

Schon gewusst?

Eier sind eine ausgezeichnete Eiweißquelle. Sie enthalten nämlich alle essenziellen Aminosäuren, das sind Eiweißbausteine, die unser Körper z. B. für den Muskelaufbau braucht. Zudem kann das Ei-Protein besonders gut von unserm Körper verwertet werden. Dazu liefern sie auch noch Natrium und Kalium, was wichtig für die Muskelfunktion ist. Mineralien wie Eisen und Zink sowie das Coenzym Biotin, sorgen für schöne Haut und Haare.

Avocado-Ei-Schnitte mit Radieschen

Für 2 Portionen | Zubereitung ca. 10 Min.

1 kleine reife Avocado (ca. 200 g)
100 g körniger Frischkäse
2 TL Zitronensaft
Salz
Pfeffer aus der Mühle
3 Stiele Petersilie
2 hart gekochte Eier (Größe M)
6 Radieschen
eine Handvoll Kresse (alternativ Brokkolisprossen)
2 Scheiben Quinoa-Brot (siehe S. 62; alternativ Vollkorn-Sauerteigbrot)

Pro Portion ca. 455 kcal, 23 g EW, 32 g F, 18 g KH

vegetarisch • vegetarisch •

1. Die Avocado halbieren, den Stein entfernen, das Fruchtfleisch aus der Schale lösen und mit einer Gabel zerdrücken. Frischkäse und Zitronensaft dazugeben und untermischen. Mit Salz und Pfeffer abschmecken. Die Petersilie waschen, trocken schütteln, die Blätter von den Stielen zupfen und hacken. Unter den Aufstrich heben.

2. Die Eier pellen und in Scheiben schneiden. Die Radieschen putzen, waschen und in dünne Scheiben hobeln oder schneiden. Die Sprossen waschen und gut abtropfen lassen.

3. Die Brotscheiben nach Belieben toasten. Mit Avocado-Aufstrich bestreichen. Ei- und Radieschenscheiben im Wechsel dekorativ darauflegen. Mit Brokkolisprossen bestreuen und servieren.

Schon gewusst?

Kresse ist ein echtes Superfood! Sie enthält Sulforaphan, das als starkes Antioxidans unsere Zellen schützen kann. Außerdem wirkt sie Entzündungen entgegen und stärkt die Abwehrkräfte. Die Keimsprossen sind in der Gemüseabteilung erhältlich, lassen sich aber auch ganz leicht in wenigen Tagen auf der Fensterbank selber ziehen – frischer geht's nicht.

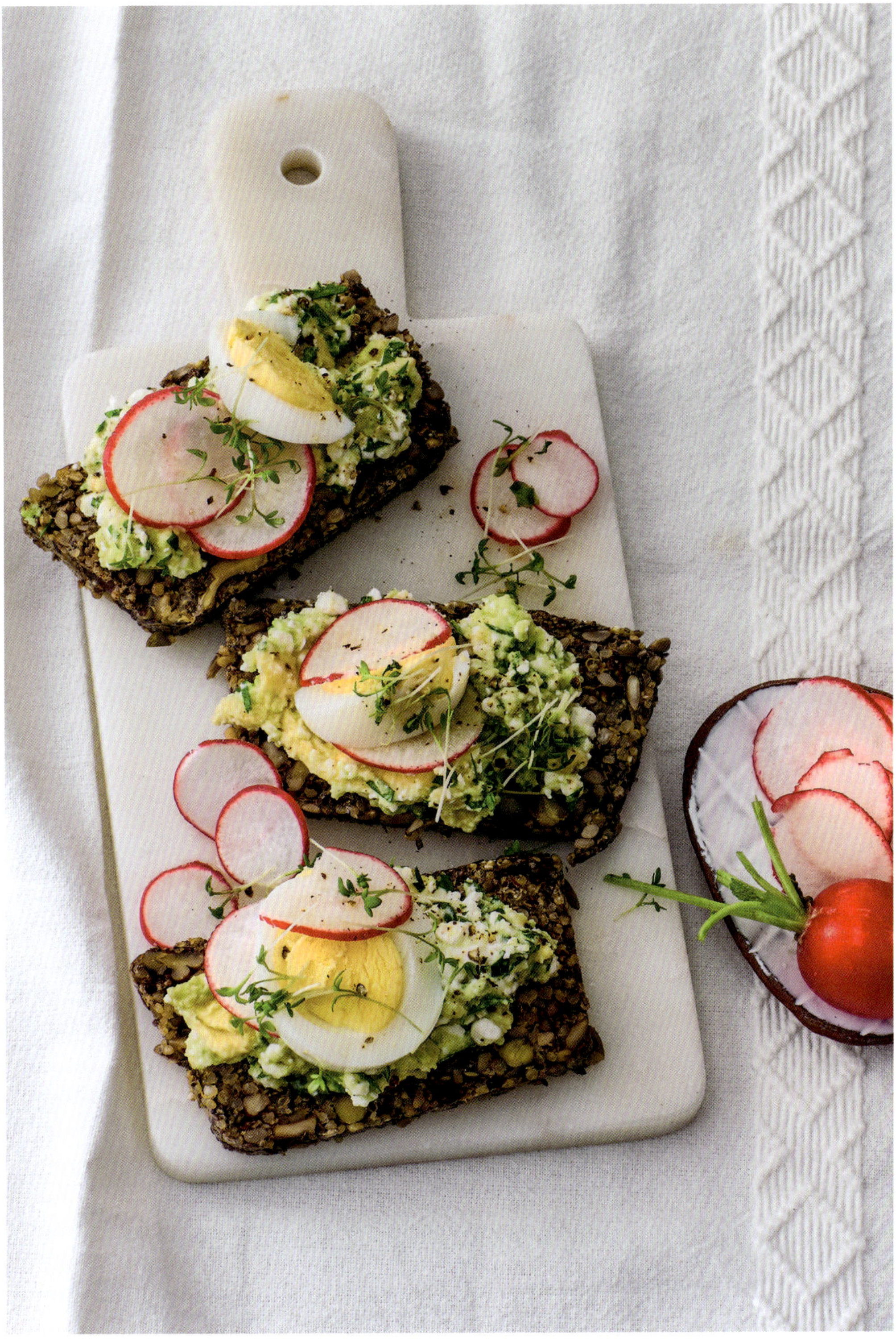

Feta-Quark mit Tomaten

Für 2 Portionen | Zubereitung ca. 15 Min.

100 g Feta
250 g Magerquark
200 g Zucchini
50 g getrocknete Soft-Tomaten
5 Stiele Basilikum
Salz
Pfeffer aus der Mühle
2 Scheiben Quinoa-Brot (siehe S. 62; alternativ Vollkorn-Sauerteigbrot)
200 g Cocktailtomaten

Pro Portion ca. 470 kcal,
47 g EW, 24 g F, 25 g KH

vegetarisch • vegetarisch •

1. Den Feta grob zerbröseln und mit dem Quark in einem Mixer oder mit dem Stabmixer pürieren. Zucchini putzen, waschen, trocken reiben und auf einer Küchenreibe grob raspeln. Die Raspel auf ein sauberes Geschirrtuch geben und im Tuch gut ausdrücken. Die Tomaten klein würfeln. Das Basilikum waschen, trocken schütteln, die Blättchen abzupfen und fein schneiden.

2. Alle vorbereiteten Zutaten unter den Feta-Quark rühren. Mit Salz und Pfeffer abschmecken.

3. Das Brot nach Belieben toasten. Die Tomaten waschen und abtropfen lassen. Den Quark auf den Brotscheiben verteilen. Nach Belieben einige halbierte Tomaten darauflegen und die restlichen Tomaten dazu servieren.

TIPP Abgedeckt im Kühlschrank bleibt der Quark mindestens 3 Tage frisch und schmeckt nicht nur auf dem Brot, sondern auch als Dip zu Gemüsesticks wie Möhren, Sellerie, Paprika, Zucchini und Kohlrabi (siehe auch S. 168).

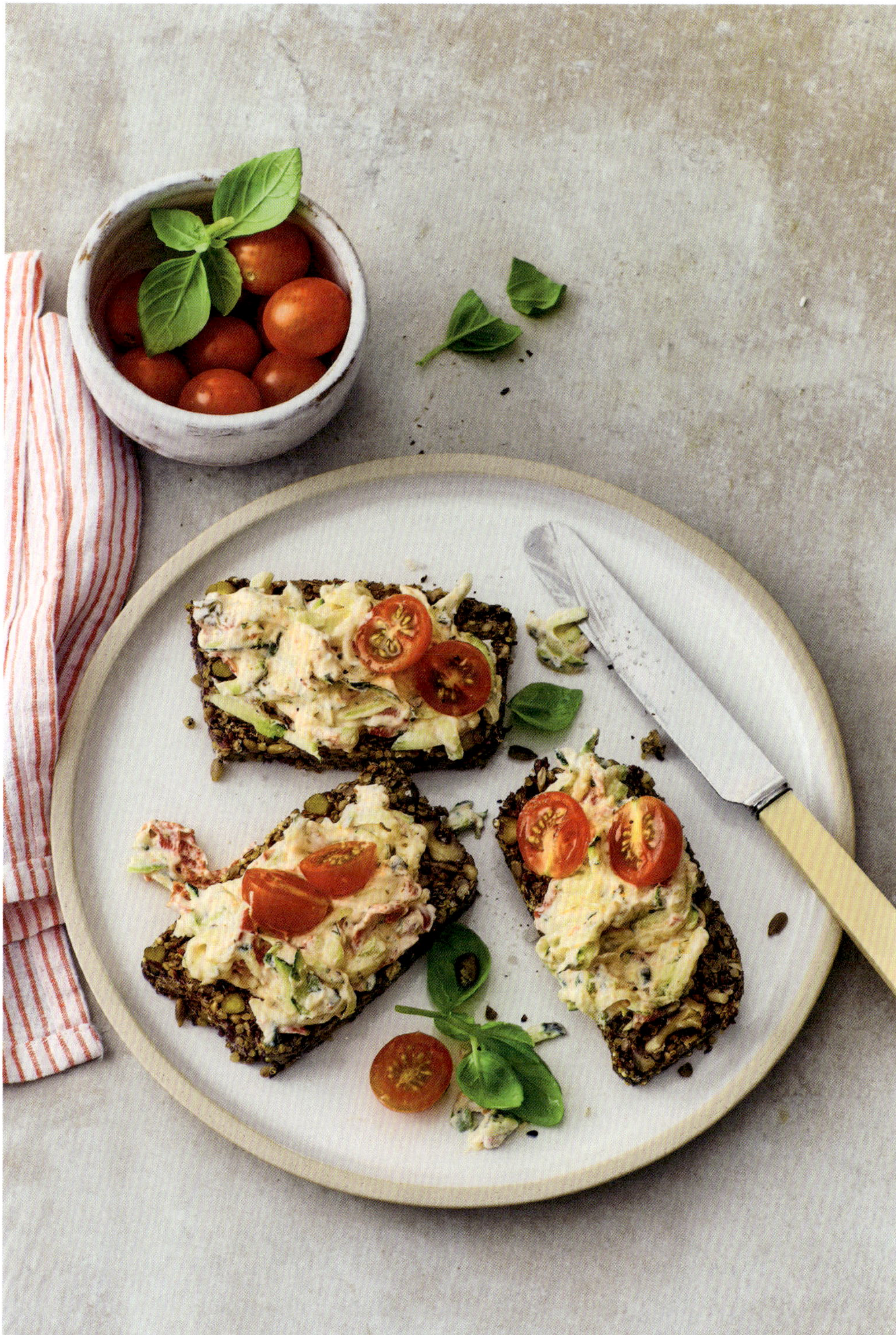

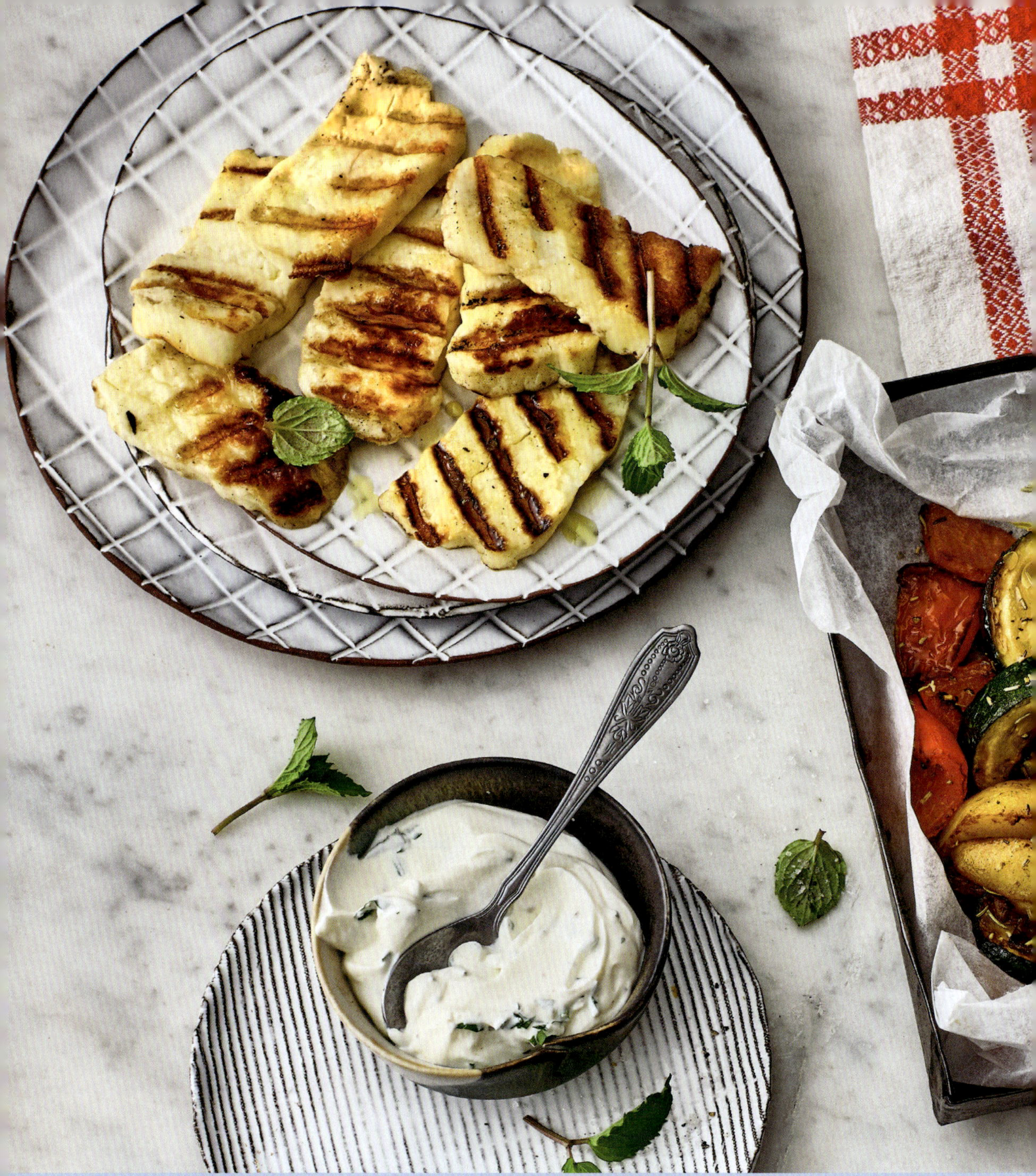

MITTAGS

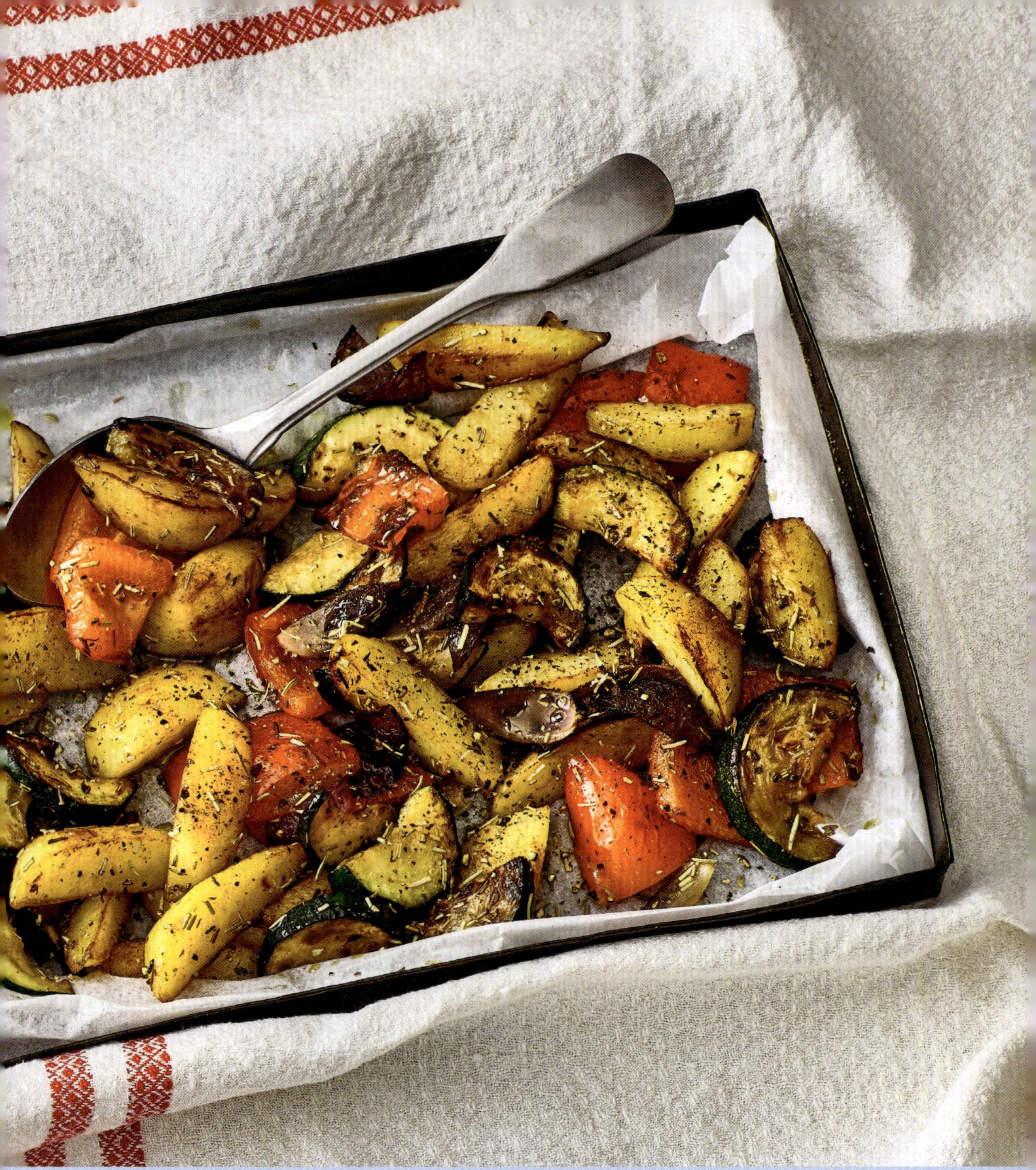

Ein bunter Mix aus viel Gemüse, pflanzlichen sowie gelegentlich tierischen Eiweißquellen und komplexen Carbs macht mittags gute Laune und sorgt für ausreichend Energie. Viele Gerichte lassen sich am Vorabend gut vorbereiten, sodass das Nährstoffkonto auch an stressigen Tagen problemlos gefüllt wird.

Grüner Kartoffelsalat mit Kräutern

Für 2 Portionen | Zubereitung ca. 40 Min. + Wartezeit

Für den Salat
500 g festkochende Kartoffeln
100 g Rucola
1 Bund Radieschen
2 Frühlingszwiebeln
4 Eier (Größe M)

Für das Dressing
1 Bund gemischte Kräuter (z. B. glatte Petersilie, Schnittlauch, Estragon, Basilikum)
1 Knoblauchzehe
½ reife Avocado
1 eingelegte Sardelle
1–2 EL Zitronensaft
100 g griech. Joghurt (5 % Fett)
Salz
Pfeffer aus der Mühle

Pro Portion ca. 540 kcal,
30 g EW, 24 g F, 50 g KH

1. Für den Salat Kartoffeln waschen, in einem Topf knapp mit Wasser bedecken und zugedeckt etwa 20 Minuten garen.

2. Den Rucola verlesen, waschen, trocken schütteln, grobe Stiele entfernen und die Blätter grob hacken. Radieschen putzen, waschen und in dünne Scheiben hobeln oder schneiden. Das Radieschengrün grob hacken. Frühlingszwiebeln putzen, waschen und in schmale Ringe schneiden.

3. Für das Dressing die Kräuter waschen, trocken schütteln und von den Stielen zupfen. Knoblauch schälen und halbieren. Avocadofruchtfleisch aus der Schale lösen. Sardelle grob hacken. Kräuter, Knoblauch, Avocado und Sardelle mit Zitronensaft und 1–2 EL Wasser fein pürieren. Joghurt dazugeben und mit einem Schneebesen unterrühren. Mit Salz und Pfeffer abschmecken.

4. Die Kartoffeln abgießen, etwas abkühlen lassen, pellen und in Scheiben schneiden. Mit dem Dressing und allen vorbereiteten Zutaten mischen. Mit Salz und Pfeffer würzen. Abgedeckt mindestens 4 Stunden kalt stellen. Vor dem Servieren, falls nötig, noch einen Schuss Wasser untermischen, falls die Kartoffeln zu viel Dressing aufgesogen haben. Die Eier in etwa 9 Minuten hart kochen. Kalt abschrecken, pellen und achteln. Die Eier auf dem Salat anrichten.

INFO Durch das Durchziehen wird der Salat nicht nur aromatisch, sondern auch besonders gesund: Beim Abkühlen der Kartoffeln bildet sich nämlich resistente Stärke, eine Art Ballaststoff, die dem Darm guttut.

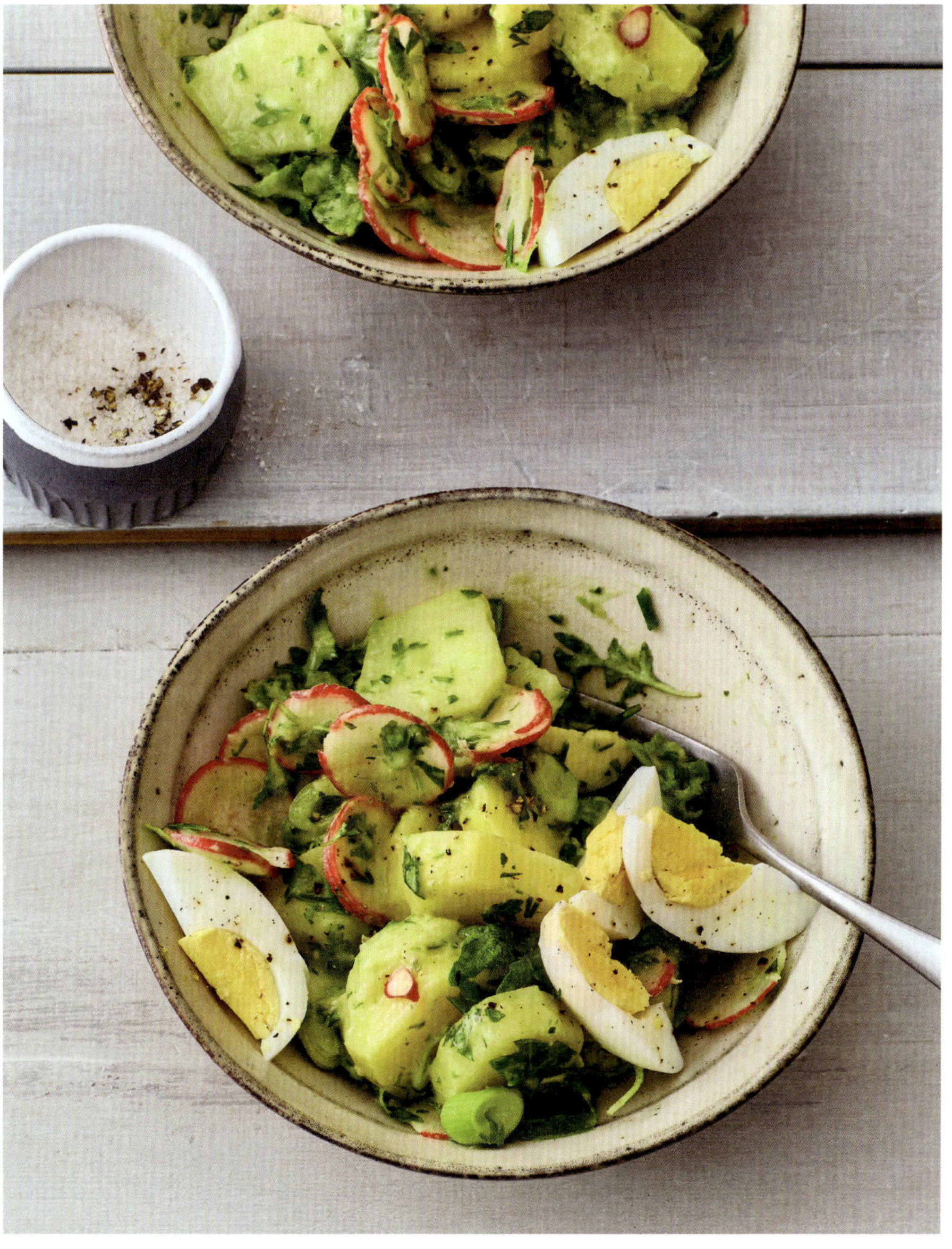

TIPP

Vom Dressing am besten gleich die doppelte Menge zubereiten. Es hält sich abgedeckt im Kühlschrank etwa 5 Tage und schmeckt auch zu Blattsalaten wie Kopfsalat, Lollo rosso, Eichblattsalat, Romanasalat oder Rucola.

Italienischer Nudelsalat mit Mozzarella

Für 2 Portionen | Zubereitung ca. 25 Min.

120 g rote Linsennudeln
(aus 100 % Hülsenfruchtmehl)
Salz
½ Bund Basilikum
3 EL Olivenöl
1 EL mittelscharfer Senf
fein abgeriebene Schale und
Saft von 1 Bio-Zitrone
Pfeffer aus der Mühle
100 g Cocktailtomaten
1 Mini-Romanasalat
½ Zucchini (ca. 200 g)
4 Frühlingszwiebeln
2–3 getrocknete Tomaten
(in Öl; 25 g)
2 EL Pinienkerne
1 Packung Mini-
Büffelmozzarella-Kugeln (150 g)

Pro Portion ca. 710 kcal,
30 g EW, 45 g F, 44 g KH

vegetarisch • vegetarisch •

1. Die Nudeln nach Packungsanweisung in Salzwasser garen. Inzwischen für das Dressing Basilikum waschen, trocken schütteln, die Blätter von den Stielen zupfen und grob hacken. Mit Öl, Senf, Zitronenschale und -saft in eine Salatschüssel geben und verquirlen. Mit Salz und Pfeffer kräftig abschmecken. Die Nudeln abgießen, abtropfen lassen und mit dem Dressing mischen.

2. Die Tomaten waschen, trocken reiben und halbieren. Den Salat putzen, waschen und in schmale Streifen schneiden. Zucchini putzen, waschen und in kleine Würfel schneiden. Frühlingszwiebeln putzen, waschen und in schmale Ringe schneiden. Getrocknete Tomaten gut abtropfen lassen und klein schneiden.

3. Alle vorbereiteten Zutaten unter die Nudeln mischen. Die Pinienkerne in einer Pfanne ohne Fett rösten. Den Mozzarella abgießen und abtropfen lassen. Auf dem Salat verteilen. Mit Pinienkernen bestreuen und servieren.

Schon gewusst?

Nudeln aus Hülsenfruchtmehl sind eine tolle Alternative zu normalen Nudeln aus Weizenmehl: sie liefern eine Extraportion pflanzliches Eiweiß, viele Ballastoffe, lassen den Blutzuckerspiegel weniger stark ansteigen und sind auch noch ruckzuck fertig. Neben der Variante aus Linsen, gibt es auch Nudeln aus Erbsen, Kichererbsen oder Edamame.

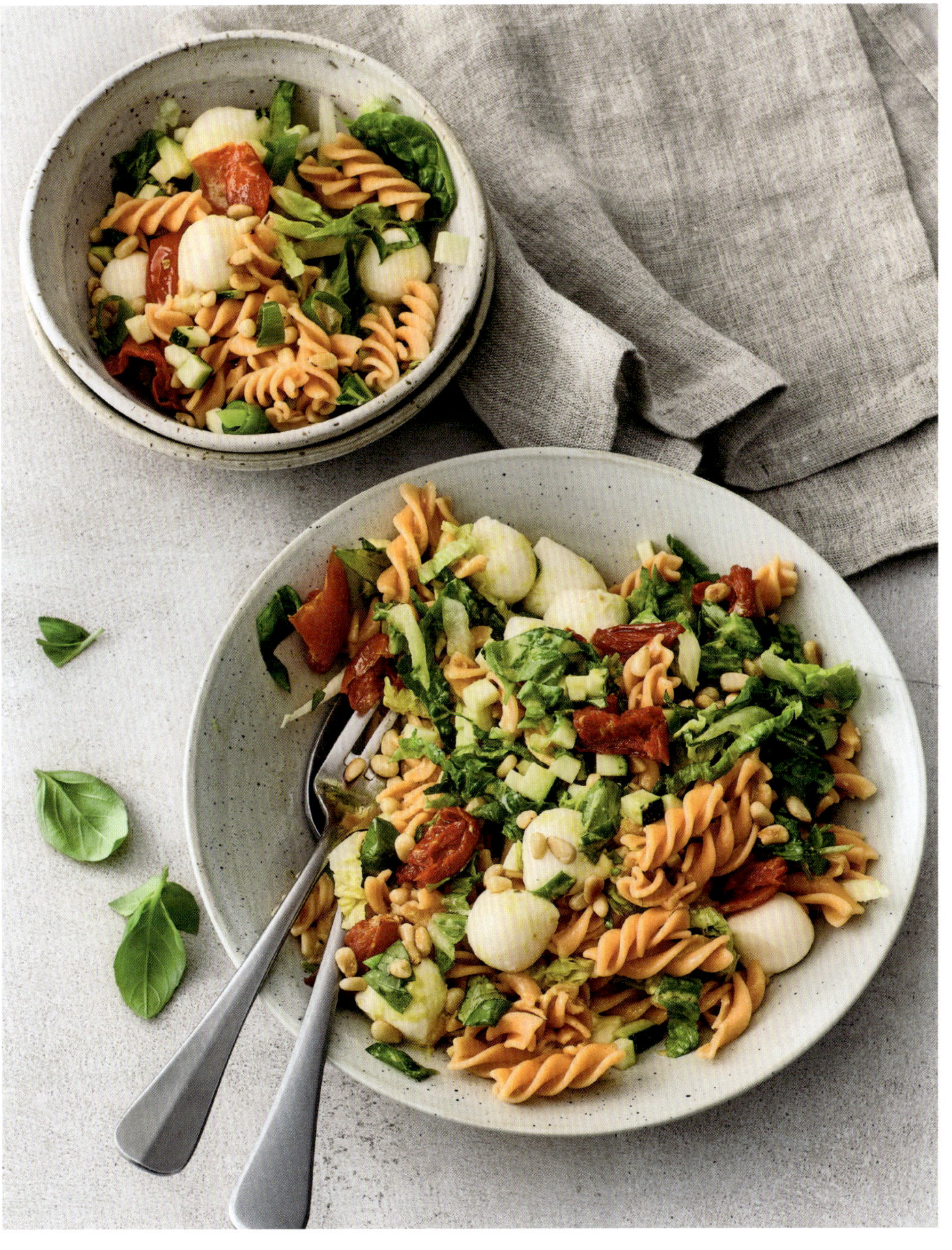

TIPP Abgedeckt im Kühlschrank bleibt der Salat bis zu drei Tage frisch. Er lässt sich also gut vorbereiten und eignet sich auch zum Mitnehmen. Dann allerdings den Mozzarella und die Pinienkerne erst kurz vor dem Servieren darübergeben.

Linsensalat mit Knusper-Fisch

Für 2 Portionen | Zubereitung ca. 25 Min.

1 Dose braune Linsen
(265 g Abtropfgewicht)
½ Salatgurke (ca. 200 g)
2 Möhren
6 Stiele Petersilie
6 Stiele Minze
½ Granatapfel
1 EL Apfelessig
1 EL mittelscharfer Senf
3 EL Olivenöl
½ TL Ahornsirup
Salz
Pfeffer aus der Mühle
400 g weißes Fischfilet
(z. B. Seelachs, Kabeljau
oder Rotbarsch)
1 EL geschrotete Leinsamen
1 EL helle Sesamsamen
1 TL Paprikapulver

Pro Portion ca. 460 kcal,
41 g EW, 22 g F, 24 g KH

1. Die Linsen in ein Sieb abgießen, gut abspülen und abtropfen lassen. Die Gurke putzen, waschen, längs halbieren und die Kerne mit einem Teelöffel herauskratzen. Das Fruchtfleisch in etwa 1 cm große Würfel schneiden. Die Möhren putzen, schälen und grob raspeln. Die Kräuter waschen, trocken schütteln, die Blätter von den Stielen zupfen und fein hacken. Granatapfelkerne aus der Schale lösen.

2. Essig, Senf, 2 EL Öl und Ahornsirup verquirlen. Mit Salz und Pfeffer abschmecken. Alle vorbereiteten Zutaten untermischen. Bis zur Verwendung ziehen lassen.

3. Den Fisch trocken tupfen und in 2 Stücke schneiden. Leinsamen, Sesam, Paprikapulver und etwas Salz in einem tiefen Teller mischen. Die Fischstücke darin wenden. 1 EL Öl in einer beschichteten Pfanne erhitzen und den Fisch darin je Seite 2–3 Minuten braten. Mit dem Salat servieren.

Meal Prep

Der Salat lässt sich prima vorbereiten und bleibt abgedeckt im Kühlschrank bis zu drei Tage frisch. Er schmeckt auch mit gewürfeltem Feta, mit Ziegenkäsetalern oder zu gebratenem Hähnchenfilet.

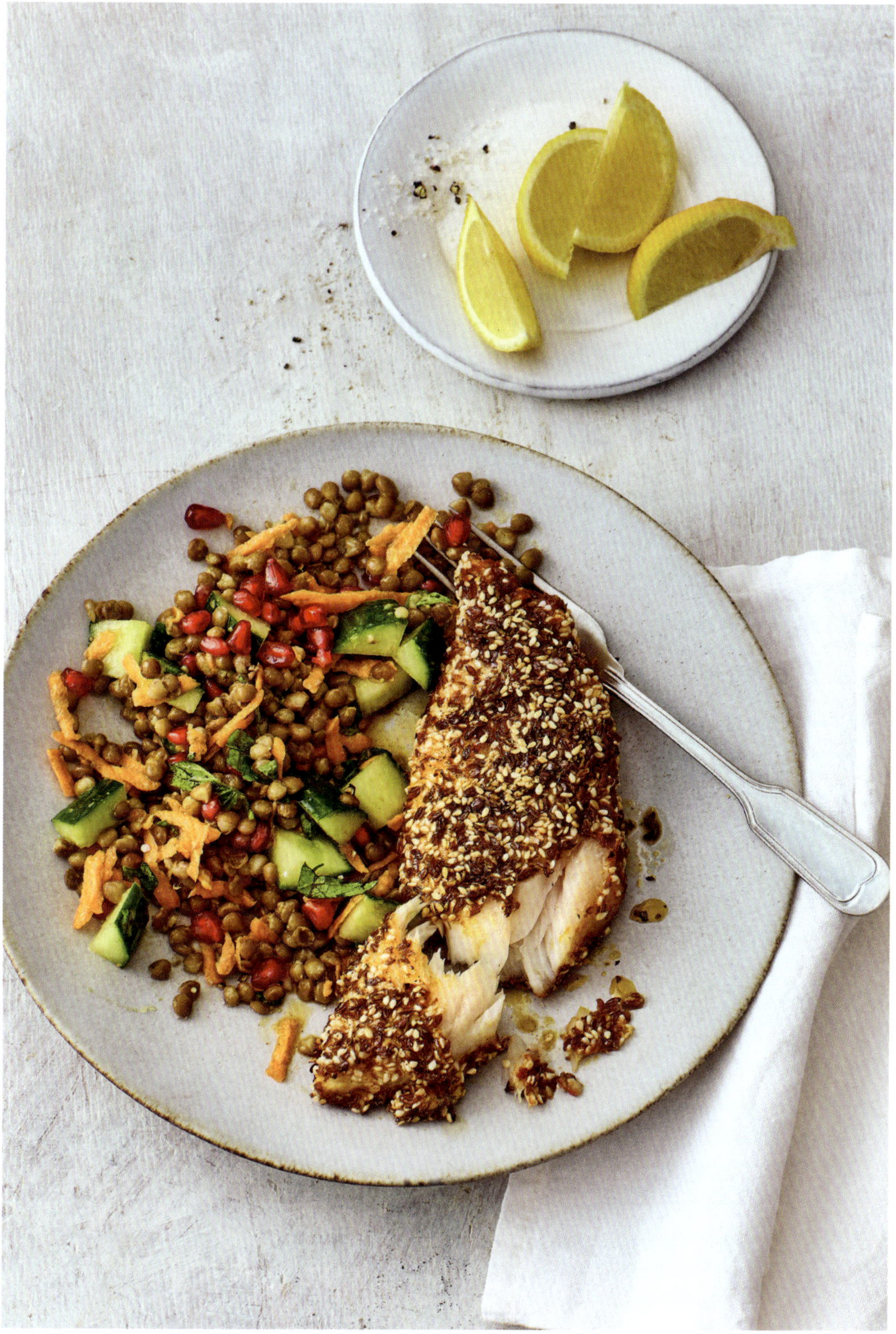

Quinoa-Risotto mit Rosenkohl und Lachs

Für 2 Portionen | Zubereitung ca. 30 Min.

100 g weiße Quinoa
1 kleine Zwiebel
1 Stange Lauch
1 Knoblauchzehe
3 EL Olivenöl
375 ml hefefreie Bio-Gemüsebrühe
400 g Rosenkohl
2 EL Kürbiskerne
abgeriebene Schale und Saft von ½ Bio-Zitrone
200 g Lachsfilet ohne Haut
25 g Ziegenfrischkäse
2 EL gehackte Petersilie

Pro Portion ca. 600 kcal, 43 g EW, 25 g F, 49 g KH

1. Die Quinoa in ein feines Sieb geben, gründlich unter kaltem Wasser abspülen und gut abtropfen lassen. Die Zwiebel schälen und fein würfeln. Den Lauch putzen, längs halbieren, waschen und in schmale Scheiben schneiden. 1 EL Öl in einem Topf erhitzen. Zwiebel und Lauch darin andünsten. Quinoa dazugeben und unter Wenden 2 bis 3 Minuten andünsten. Die Brühe angießen, aufkochen und alles 15 bis 18 Minuten köcheln lassen, dabei öfters umrühren.

2. Inzwischen den Rosenkohl putzen, waschen und vierteln. Die Kürbiskerne in einer beschichteten Pfanne ohne Fett anrösten und herausnehmen. 1 EL Öl in der Pfanne erhitzen. Rosenkohl darin unter Wenden 2 bis 3 Minuten anbraten. 3 bis 4 EL Wasser dazugeben und zugedeckt etwa 3 Minuten bissfest dünsten. Mit Zitronenschale, Salz und Pfeffer abschmecken und warm halten.

3. Den Lachs trocken tupfen, in 2 Stücke schneiden und mit Salz und Pfeffer würzen. 1 EL Öl in der Pfanne erhitzen. Den Lachs darin etwa 5 Minuten anbraten, wenden und je nach Dicke weitere 2 bis 4 Minuten braten.

4. Den Ziegenfrischkäse unter das Quinoa-Risotto rühren. Mit Salz und Pfeffer abschmecken und anrichten. Rosenkohl darauf verteilen, den Lachs daraufsetzen und mit Zitronensaft beträufeln. Mit Kürbiskernen und Petersilie bestreut servieren.

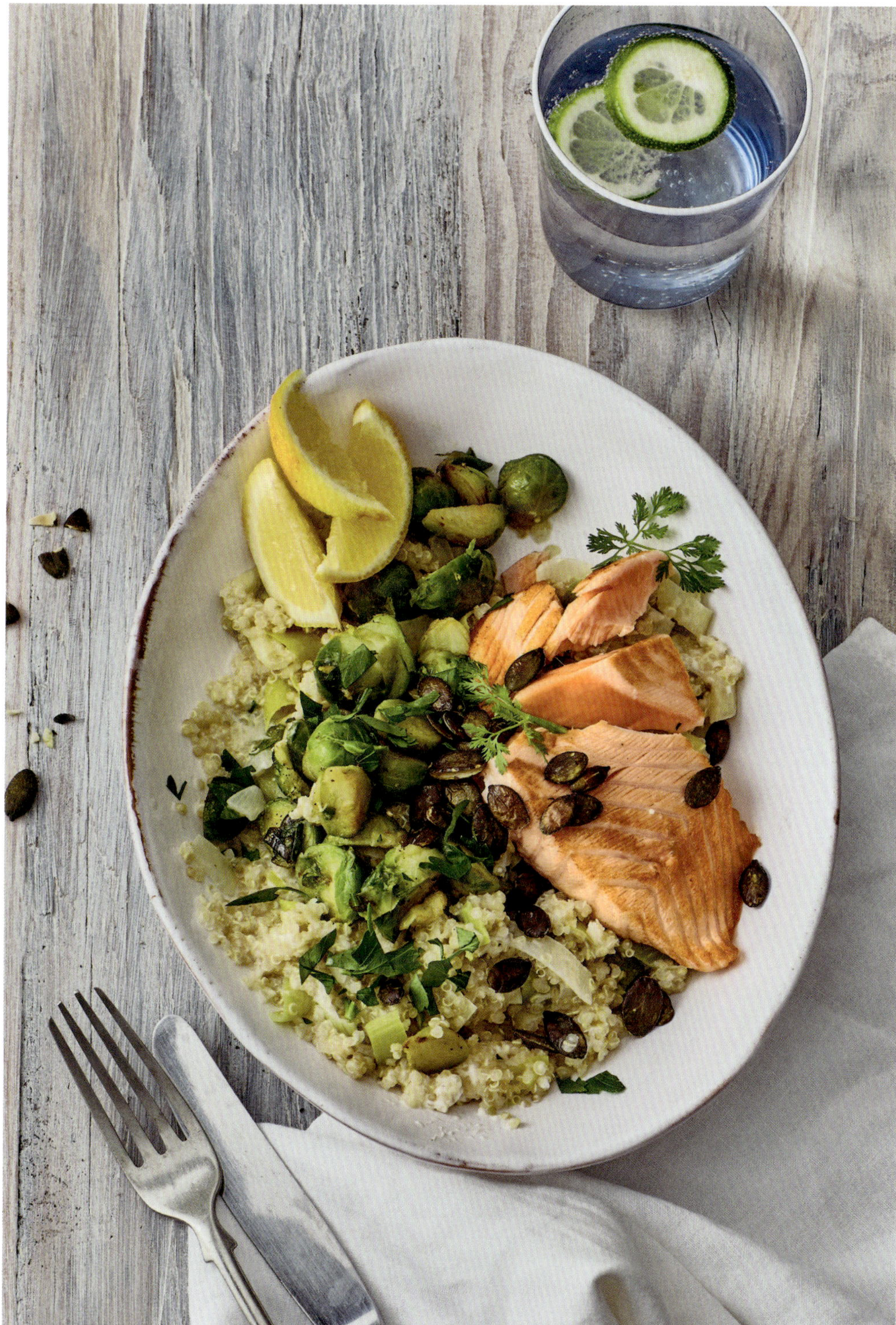

Quinoa-Salat mit Omelettschnecken

Für 2 Portionen | Zubereitung ca. 30 Min.

120 g bunte Quinoa
300 ml hefefreie Bio-Gemüsebrühe
150 g Feldsalat
200 g Cocktailtomaten
½ kleine reife Mango
3 Stiele Petersilie
3 Stiele Basilikum
2 EL Zitronensaft
3 EL Olivenöl
Salz
Pfeffer aus der Mühle
4 Eier (Größe M)
2 TL Rapsöl

Pro Portion ca. 640 kcal,
27 g EW, 40 g F, 54 g KH

vegetarisch • vegetarisch •

1. Quinoa in einem feinen Sieb gründlich mit warmem Wasser abspülen und nach Packungsanweisung in Gemüsebrühe garen.

2. Inzwischen den Salat verlesen, putzen, waschen und trocken schleudern. Tomaten waschen und halbieren. Mango vom Stein schneiden, Fruchtfleisch schälen und würfeln. Kräuter waschen, trocken schütteln, die Blätter von den Stielen zupfen und hacken.

3. Für das Dressing Zitronensaft mit Olivenöl, Salz und Pfeffer verquirlen. Quinoa abgießen, gut abtropfen lassen und mit dem Dressing mischen. Die vorbereiteten Zutaten untermischen.

4. Die Eier in einer Schüssel verquirlen. 1 TL Öl in einer großen beschichteten Pfanne erhitzen. Die Hälfte der Eiermasse hineingeben, durch Schwenken in der Pfanne verteilen und in 1 bis 2 Minuten zu einem dünnen Omelett backen.

5. Herausnehmen, aufrollen und in schmale Scheiben schneiden. Aus der übrigen Eiermasse im restlichen Öl (1 TL) auf die gleiche Weise ein weiteres Omelett backen und in Scheiben schneiden. Die Omelettschnecken auf dem Salat anrichten und servieren.

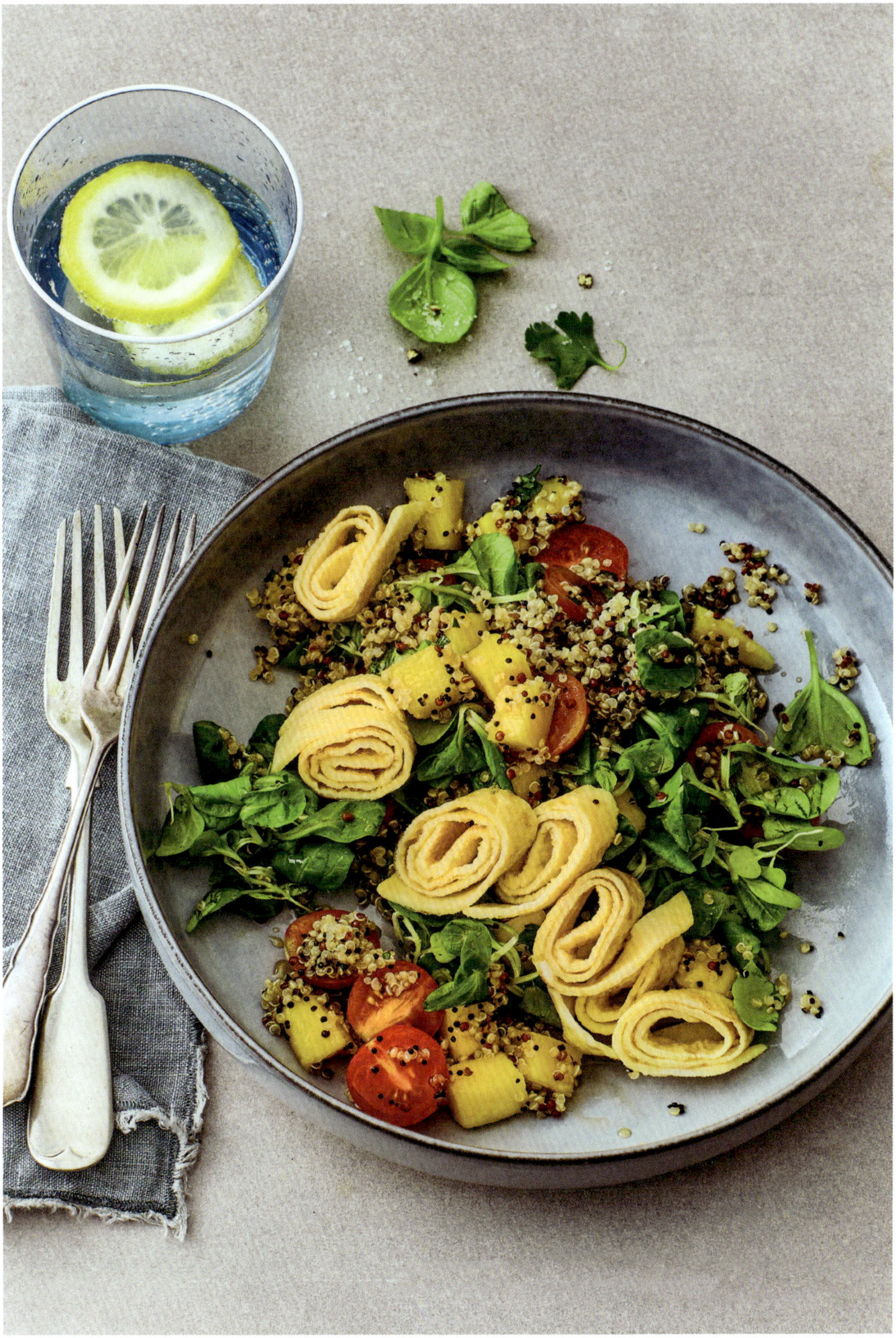

Orientalischer Buchweizensalat

Für 2 Portionen | Zubereitung ca. 30 Min.

500 g Blumenkohl
1 rote Zwiebel
3 EL Olivenöl
Salz
Pfeffer aus der Mühle
100 g Buchweizen
80 g Rucola
½ Granatapfel
1 EL Mandelkerne mit Haut
2 TL mittelscharfer Senf
2 EL Zitronensaft und
1 TL abgeriebene Bio-Zitronenschale
1 TL Ahornsirup
1 Msp. Zimtpulver
150 g Feta
3 Stiele Petersilie
2 EL Pistazienkerne

Pro Portion ca. 660 kcal,
28 g EW, 37 g F, 51 g KH

vegetarisch • vegetarisch •

1. Backofen auf 225 °C (Ober-/Unterhitze; 200 °C Umluft) vorheizen. Ein Backblech mit Backpapier belegen. Den Blumenkohl putzen, waschen und in kleine Röschen schneiden. Die Zwiebel schälen, halbieren und in schmale Spalten schneiden. 1 EL Öl mit Salz und Pfeffer würzen, Blumenkohl und Zwiebel dazugeben und gut vermischen. Das Gemüse auf dem Blech verteilen und im heißen Ofen etwa 25 Minuten rösten. Dabei ab und zu die Ofentür öffnen, damit entstehender Dampf entweichen kann.

2. Inzwischen den Buchweizen in einem Sieb unter kaltem Wasser gründlich abspülen. 200 ml Wasser aufkochen, Buchweizen und etwas Salz dazugeben. Zugedeckt bei schwacher Hitze etwa 15 Minuten köcheln lassen.

3. Den Rucola verlesen, waschen, trocken schleudern und grobe Stiele entfernen. Die Granatapfelkerne aus der Schale lösen. Die Mandeln in einer Pfanne ohne Fett rösten, bis sie duften. Herausnehmen und grob hacken.

4. Für das Dressing Senf, Zitronensaft und -schale, Ahornsirup, Salz, Pfeffer und Zimt verrühren. 2 EL Öl unterrühren, mit Salz und Pfeffer abschmecken. Den Buchweizen abgießen, kalt abspülen und gut abtropfen lassen. Mit allen vorbereiteten Zutaten unter das Dressing mischen.

5. Feta waagerecht durchschneiden, die Hälften in Dreiecke schneiden. Die Petersilie waschen, trocken schütteln, Blätter von den Stielen zupfen und hacken. Pistazien fein hacken, mit Petersilie mischen. Feta darin wälzen und auf dem Salat anrichten.

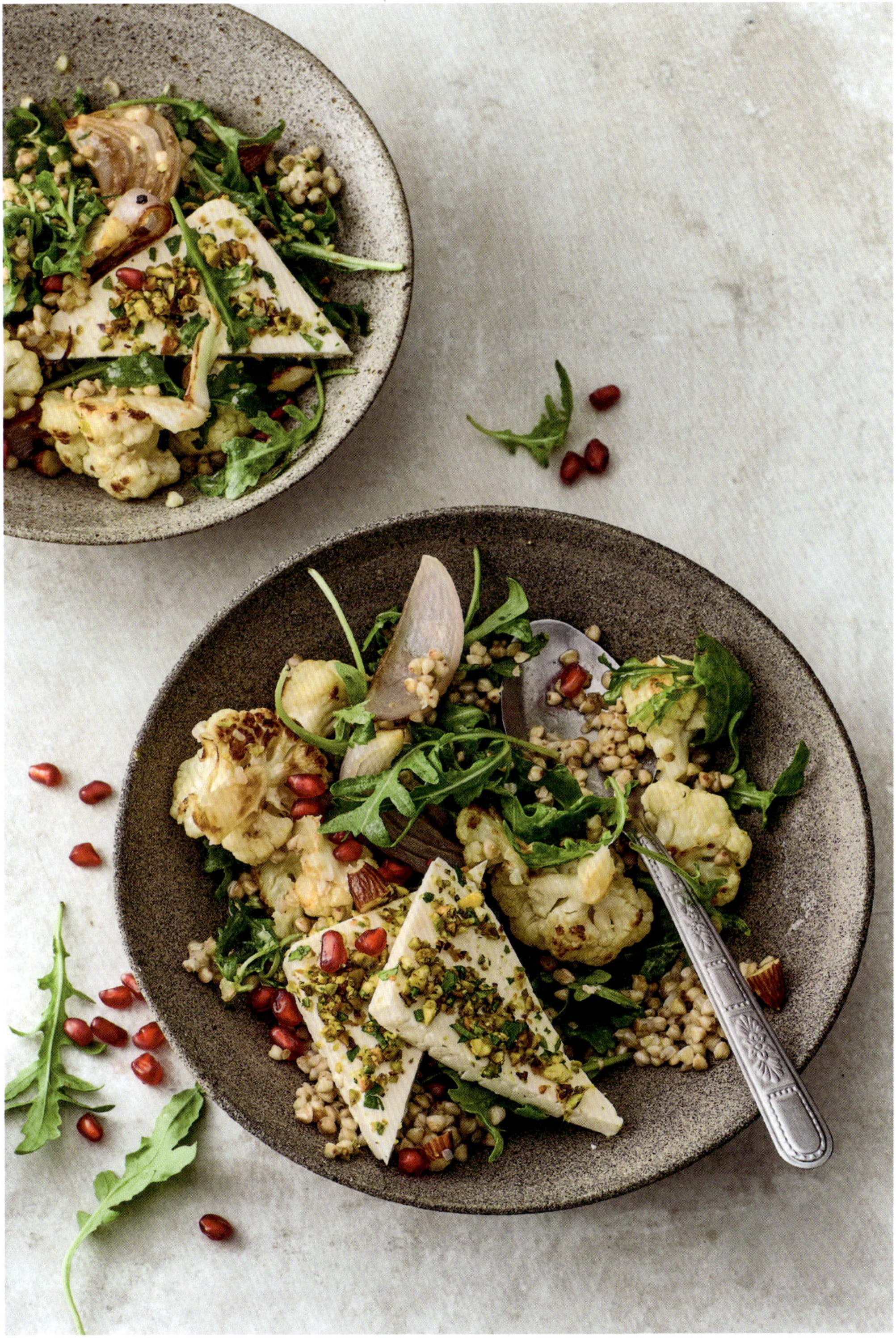

Feuriger Bohnensalat mit Gurke

Für 2 Portionen | Zubereitung: ca. 20 Min.

1 Dose schwarze Bohnen (240 g Abtropfgewicht)
1 rote Zwiebel
1 gelbe Paprikaschote
½ Salatgurke
1 Bund Petersilie
1 Kugel Mozzarella (150 g)
1 Knoblauchzehe
4 TL Chilisauce (z. B. Sriracha oder Tabasco)
2 EL Balsamico bianco
1 TL Ahornsirup
Salz
Pfeffer aus der Mühle
3 EL Olivenöl
1 EL geschälte Hanfsamen

Pro Portion ca. 615 kcal, 24 g EW, 44 g F, 25 g KH

vegetarisch • vegetarisch •

1. Die Bohnen in ein Sieb abgießen, kalt abspülen und gut abtropfen lassen. Die Zwiebel schälen, halbieren und in feine Scheiben hobeln oder schneiden. Paprika putzen, waschen und in kleine Würfel schneiden. Gurke putzen, waschen, längs halbieren und die Kerne mit einem Teelöffel herauskratzen. Das Fruchtfleisch in schmale Scheiben hobeln oder schneiden. Die Petersilie waschen, trocken schütteln, die Blätter von den Stielen zupfen und grob hacken. Alle vorbereiteten Zutaten in eine Schüssel geben und mischen.

2. Den Mozzarella abgießen, trocken tupfen und in etwa 1 cm große Würfel schneiden.

3. Für das Dressing den Knoblauch schälen und fein hacken. Chilisauce mit Essig, Ahornsirup, Salz und Pfeffer verrühren. Öl nach und nach dazugießen und kräftig unterrühren. Mit Salz und Pfeffer abschmecken. Das Dressing über den Salat gießen und untermischen. Den Mozzarella auf dem Salat verteilen. Den Salat mit Hanfsamen bestreuen und servieren.

Schon gewusst?

Hanfsamen sind ein echtes Super-Topping für Salate, Bowls, Suppen und mehr. Sie sind reich an herzgesunden und entzündungshemmenden Fettsäuren, sind eine tolle Quelle für pflanzliches Protein, liefern Ballaststoffe, Mineralien und Antioxidantien. Unbedingt lichtgeschützt und kühl aufbewahren, sonst können sie schnell ranzig werden.

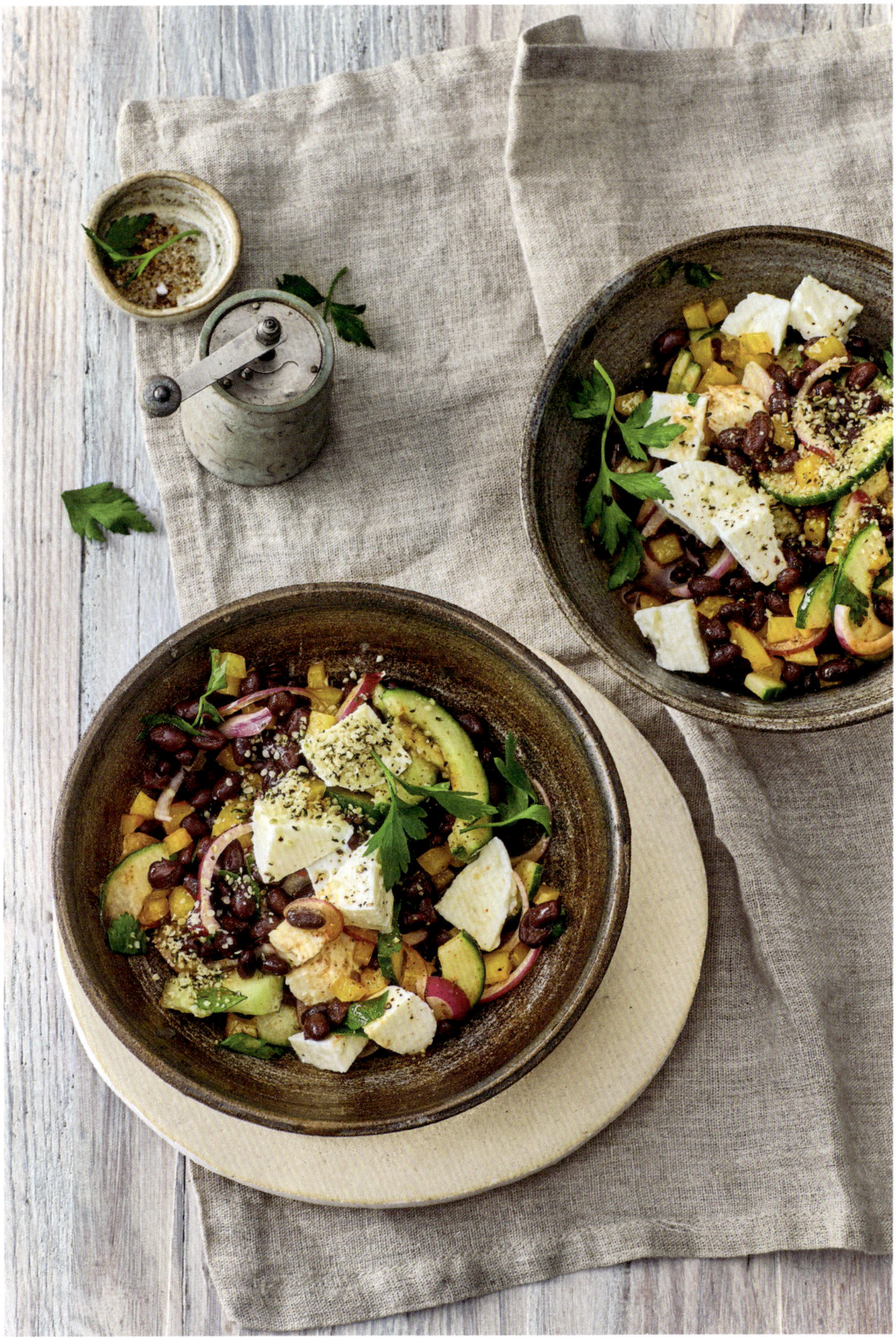

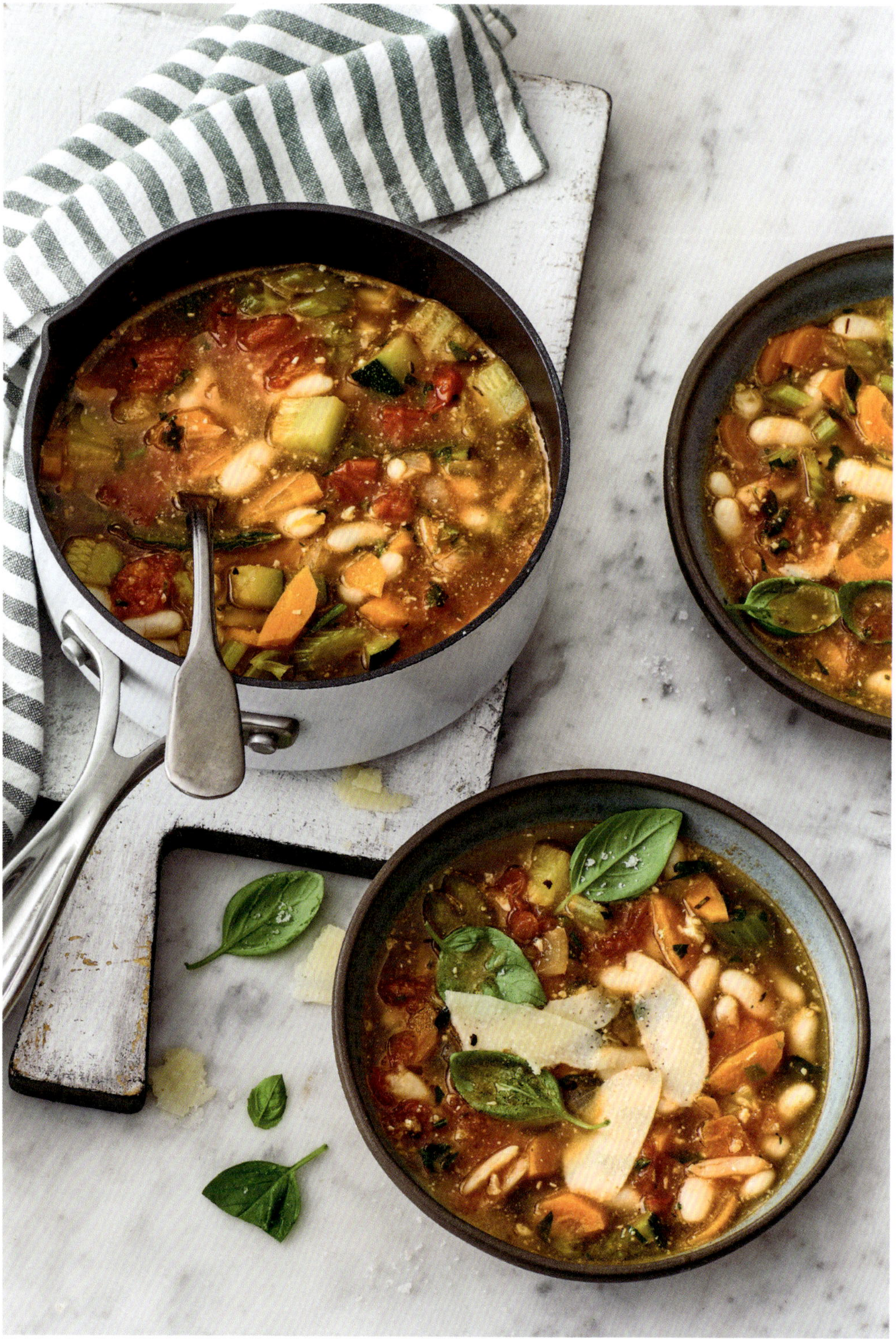

Italienischer Gemüseeintopf

Für 2 Portionen | Zubereitung ca. 30 Min.

1 Zwiebel
2 Knoblauchzehen
1 Möhre
100 g Staudensellerie
1 kleine Zucchini (ca. 300 g)
2 EL Olivenöl
1 EL Tomatenmark
1 TL getr. Oregano
1 Dose stückige Tomaten (400 g)
600 ml hefefreie Bio-Gemüsebrühe
1 Lorbeerblatt
1 Dose weiße Bohnen (240 g Abtropfgewicht)
1 Bund Basilikum
75 g Pecorino
20 g Pinienkerne
Salz
Pfeffer aus der Mühle

Pro Portion ca. 560 kcal, 26 g EW, 35 g F, 34 g KH

vegetarisch • vegetarisch •

1. Zwiebel und den Knoblauch schälen und fein würfeln. Die Möhre putzen, waschen, längs halbieren und in schmale Scheiben schneiden. Sellerie putzen, entfädeln, waschen und in etwa ½ cm breite Scheiben schneiden. Zucchini putzen, waschen, längs halbieren und in kleine Würfel schneiden.

2. In einem größeren Topf 1 EL Öl erhitzen. Das Gemüse darin unter Wenden anbraten. Tomatenmark und Oregano einrühren und kurz anschwitzen. Tomaten, Gemüsebrühe und Lorbeer dazugeben, aufkochen und etwa 10 Minuten köcheln lassen. Die Bohnen aus der Dose in ein Sieb abgießen, zur Suppe geben und weitere 2 bis 3 Minuten köcheln.

3. Inzwischen das Basilikum waschen, trocken schütteln und die Blätter, bis auf einige zum Garnieren, grob hacken. Etwa 20 g Pecorino mit einem Sparschäler in dünnen Spänen abziehen. Den restlichen Pecorino raspeln. Die Pinienkerne in einer Pfanne ohne Fett rösten, bis sie duften, und herausnehmen.

4. Dann 2 bis 3 Schöpfkellen der Suppe aus dem Topf nehmen und mit gehacktem Basilikum, geraspeltem Pecorino, Pinienkernen und 1 EL Öl pürieren. Wieder in die Suppe rühren. Die Suppe mit Salz und Pfeffer abschmecken. Zum Anrichten die Suppe mit übrigem Basilikum und Pecorinospänen garnieren.

Asia-Suppe mit Hähnchen

Für 2 Portionen | Zubereitung ca. 25 Min.

1 walnussgroßes Stück Ingwer
4 Frühlingszwiebeln
1 große Möhre
2 Stangen Staudensellerie
200 g Shiitake oder braune Champignons
200 g Hähnchenbrustfilet
1 EL Kokos- oder Rapsöl
1 TL Currypulver
750 ml hefefreie Bio-Gemüsebrühe
300 g TK-Brokkoli
100 g Kokosmilch
60 g Soba-Nudeln (Buchweizennudeln; alternativ andere asiatische Nudeln wie z. B. Glas- oder Reisnudeln)
2–3 TL Limettensaft
etwas Sojasauce
Pfeffer aus der Mühle
2 EL gehacktes Koriandergrün zum Bestreuen

Pro Portion ca. 570 kcal, 39 g EW, 23 g F, 53 g KH

1. Den Ingwer schälen und in schmale Scheiben schneiden. Die Frühlingszwiebeln putzen, waschen und schräg in schmale Stücke schneiden. Die Möhre putzen, schälen und in feine Scheiben hobeln oder schneiden. Sellerie putzen, waschen und in dünne Scheiben hobeln oder schneiden. Die Pilze putzen und klein schneiden. Das Hähnchenbrustfilet trocken tupfen und quer in dünne Streifen schneiden.

2. Das Öl in einem Topf erhitzen. Die Pilze darin unter Wenden etwa 5 Minuten kräftig anbraten. Hähnchenbrustfilet, weißen Teil der Frühlingszwiebeln, Möhre, Staudensellerie und Ingwer dazugeben und alles weitere 2 bis 3 Minuten unter Wenden braten.

3. Mit Curry bestäuben. Die Brühe dazugießen und aufkochen. Gefrorenen Brokkoli, Kokosmilch und Nudeln hinzufügen, bei mittlerer Hitze etwa 7 Minuten köcheln lassen, bis die Nudeln gar sind.

4. Die Suppe mit Limettensaft, Sojasauce und Pfeffer abschmecken. Mit Frühlingszwiebelgrün und Koriander anrichten und nach Belieben mit Chilisauce servieren.

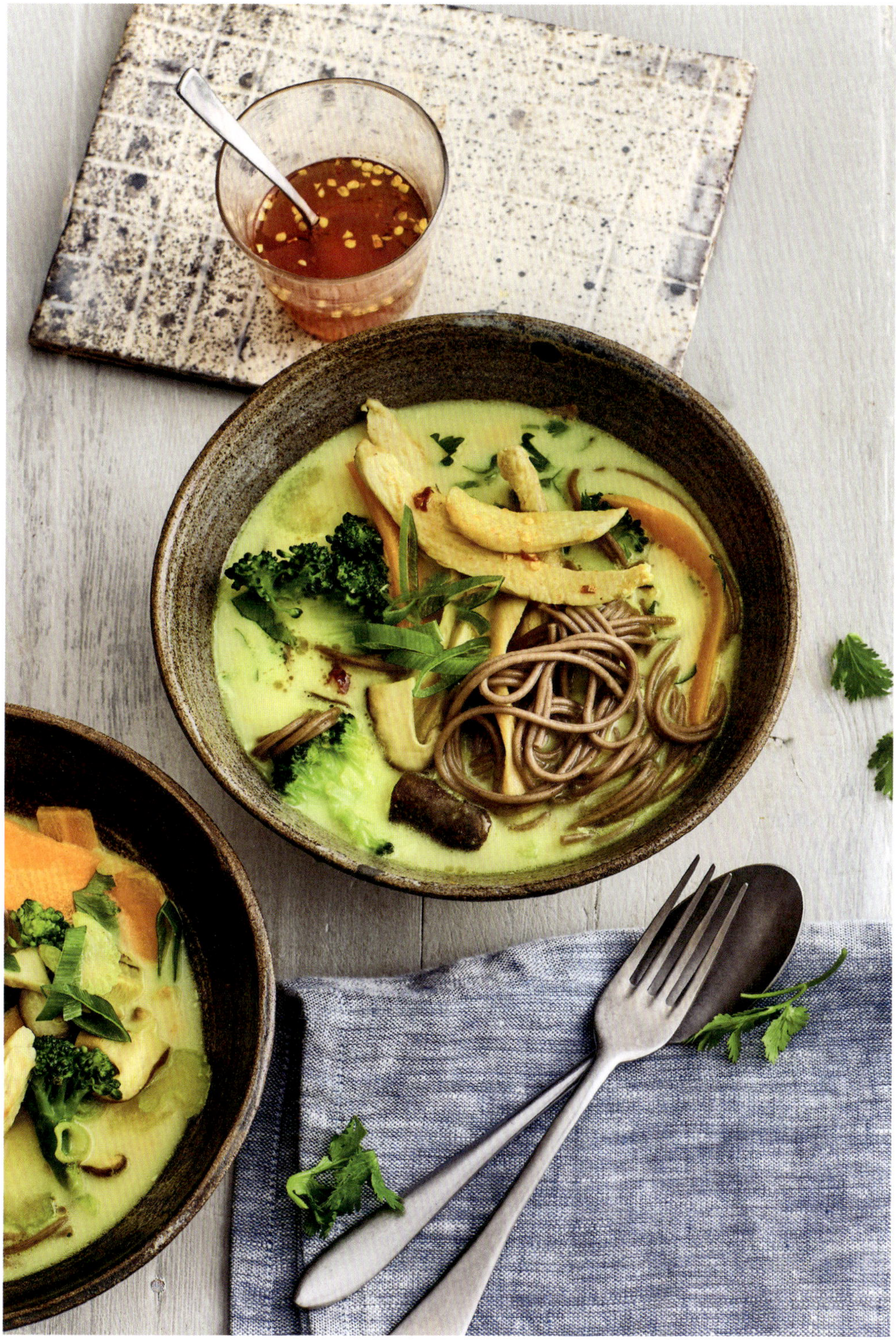

Schneller Tex-Mex-Eintopf

Für 2 Portionen | Zubereitung ca. 25 Min.

1 kleine Zwiebel
1 Knoblauchzehe / 1 EL Öl
2 Dosen Kidneybohnen (à 250 g Abtropfgewicht)
1 Dose stückige Tomaten (400 g)
je ½ TL edelsüßes Paprikapulver und Chilipulver
1 TL gemahlener Kreuzkümmel / Salz
Pfeffer aus der Mühle
1 kleine reife Avocado (ca. 250 g)
1 Becher saure Sahne (125 g; 10 % Fett)
1–2 TL Limettensaft
½ TL abgeriebene Bio-Limettenschale
1 Frühlingszwiebel
5 Stiele Koriandergrün
2 Mais-Tortillafladen (aus 100 % Maismehl; à 25 g)
50 g geriebener Cheddar

Pro Portion ca. 640 kcal, 27 g EW, 33 g F, 49 g KH

vegetarisch • vegetarisch •

1. Die Zwiebel und den Knoblauch schälen und fein würfeln. Das Öl in einem Topf erhitzen, Zwiebel und Knoblauch darin andünsten. Die Bohnen in ein Sieb abgießen, kalt abspülen und gut abtropfen lassen. Mit Tomaten, Gewürzen und 100 ml Wasser in den Topf geben und alles etwa 15 Minuten köcheln lassen. Dabei ab und zu umrühren.

2. Inzwischen die Avocado halbieren und den Stein entfernen. Das Fruchtfleisch aus der Schale lösen und mit einer Gabel zerdrücken. Saure Sahne, Limettensaft und -schale unterrühren. Mit Salz und Pfeffer abschmecken.

3. Die Frühlingszwiebel putzen, waschen und in feine Ringe schneiden. Den Koriander waschen, trocken schütteln und samt feiner Stiele grob hacken.

4. Die Tortillafladen in einer Pfanne ohne Fett nacheinander pro Seite etwa 1 Minute aufbacken. In etwa 1 cm breite Streifen schneiden. Die Suppe mit dem Stabmixer leicht pürieren, sodass sie noch stückig ist. Mit Salz und Pfeffer abschmecken. Zum Anrichten je einen Klecks Avocadocreme, Frühlingszwiebeln, Cheddar und Koriander daraufgeben. Übrige Avocadocreme und Tortillastreifen dazu servieren.

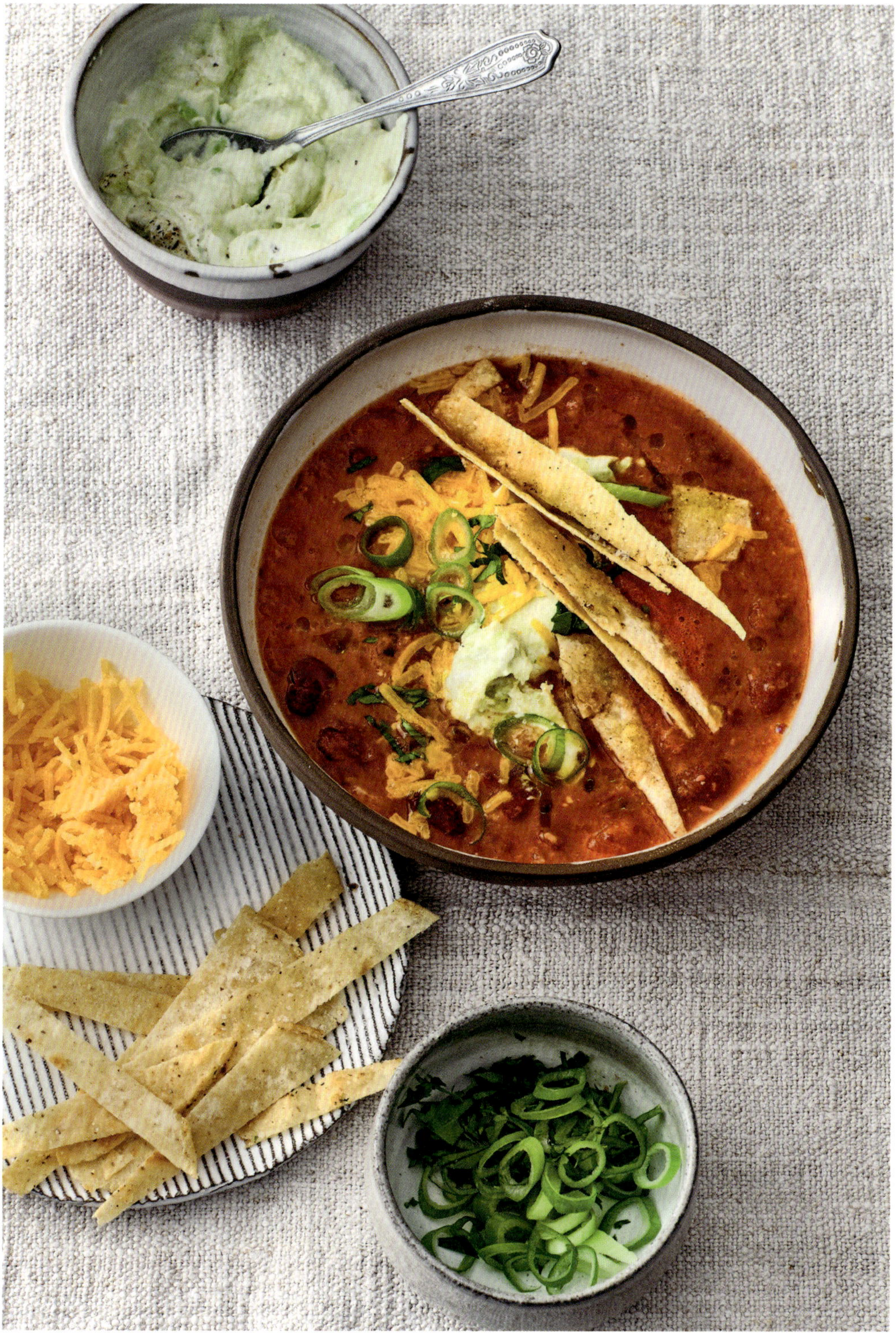

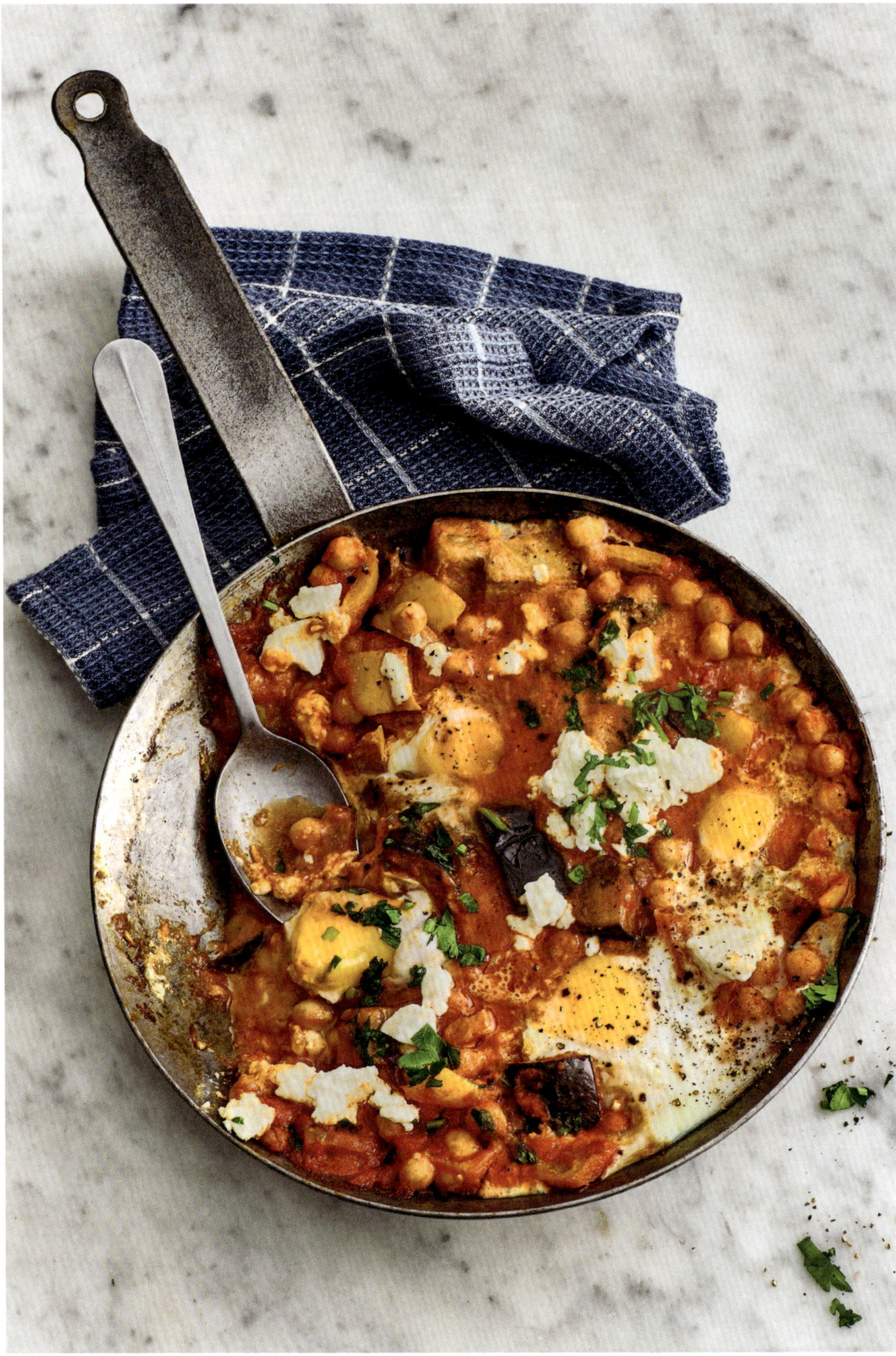

Kichererbsen-Shakshuka mit Feta

Für 2 Portionen | Zubereitung ca. 30 Min.

1 Zwiebel
1 Knoblauchzehe
1 kleine Aubergine (ca. 300 g)
1 gelbe Paprikaschote
1 Dose Kichererbsen (240 g Abtropfgewicht)
1 EL Olivenöl
¼ TL gemahlener Kreuzkümmel
¼ TL Kurkumapulver
1 Dose stückige Tomaten (400 g)
Salz
Pfeffer aus der Mühle
4 Eier (Größe M)
100 g Feta
2 EL gehackte Petersilie

Pro Portion ca. 610 kcal, 39 g EW, 32 g F, 40 g KH

vegetarisch • vegetarisch •

1. Zwiebel und Knoblauch schälen und fein würfeln. Aubergine putzen, waschen, längs halbieren und in etwa 2 cm große Würfel schneiden. Die Paprika putzen, waschen und ebenfalls in etwa 2 cm große Würfel schneiden. Die Kichererbsen in ein Sieb abgießen, kalt abspülen und abtropfen lassen.

2. Das Öl in einer hohen Pfanne erhitzen. Zwiebel und Knoblauch darin andünsten. Aubergine und Paprika dazugeben und unter Wenden weitere 5 Minuten andünsten. Mit Kreuzkümmel und Kurkuma bestäuben, kurz anschwitzen. Kichererbsen und Tomaten dazugeben, mit Salz und Pfeffer würzen, alles aufkochen. Etwa 10 Minuten zugedeckt köcheln lassen, dabei ab und zu umrühren und bei Bedarf etwas Wasser unterrühren. Das Ragout sollte am Ende jedoch nicht zu flüssig sein.

3. Mit einem Löffel 4 Kuhlen in das Ragout drücken. Die Eier einzeln in eine Tasse aufschlagen und in die Kuhlen gleiten lassen. Zugedeckt 6 bis 7 Minuten garen, bis die Eier gestockt sind. Feta über die Shakshuka bröseln, zugedeckt weitere 1 bis 2 Minuten erwärmen. Mit Petersilie bestreuen und nach Belieben mit Chilisauce servieren.

Buntes Gemüse vom Blech mit Halloumi

Für 2 Portionen | Zubereitung ca. 45 Min.

400 g Kartoffeln
2 EL Olivenöl
1 TL getr. ital. Kräuter
Salz
1 kleine Zucchini (ca. 300 g)
1 rote Paprikaschote
1 rote Zwiebel
Pfeffer aus der Mühle
200 g Halloumi
2 Stiele Minze
200 g griech. Joghurt
(5 % Fett)

Pro Portion ca. 690 kcal,
36 g EW, 39 g F, 49 g KH

vegetarisch • vegetarisch •

1. Den Backofen auf 200 °C (Ober-/Unterhitze; 180 °C Umluft) vorheizen. Die Kartoffeln schälen, waschen, trocken tupfen und in schmale Spalten schneiden. Mit 1 EL Öl, ½ TL italienischen Kräutern und etwas Salz mischen. Auf einem mit Backpapier belegten Blech ausbreiten. Im heißen Ofen etwa 10 Minuten backen.

2. Inzwischen die Zucchini putzen, waschen, längs halbieren und in schmale Scheiben schneiden. Paprika putzen, waschen und in größere Würfel schneiden. Die Zwiebel schälen, halbieren und in schmale Spalten schneiden. Alles mit 1 EL Öl, ½ TL italienischen Kräutern, Salz und Pfeffer mischen. Nach Ende der Garzeit auf dem Blech mit den Kartoffeln verteilen. Alles weitere 25 Minuten im heißen Ofen backen. Dabei ab und zu die Ofentür öffnen, um entstehenden Dampf entweichen zu lassen.

3. Währenddessen Halloumi trocken tupfen, in schmale Scheiben schneiden und in einer mit wenig Öl eingepinselten Grillpfanne je Seite 2 bis 3 Minuten braten. Die Minze waschen, trocken schütteln, die Blätter von den Stielen zupfen und hacken. Joghurt und Minze verrühren, mit Salz abschmecken. Gemüse und Kartoffeln mit Halloumi und je einem Klecks Joghurt anrichten. Übrigen Joghurt extra dazu servieren.

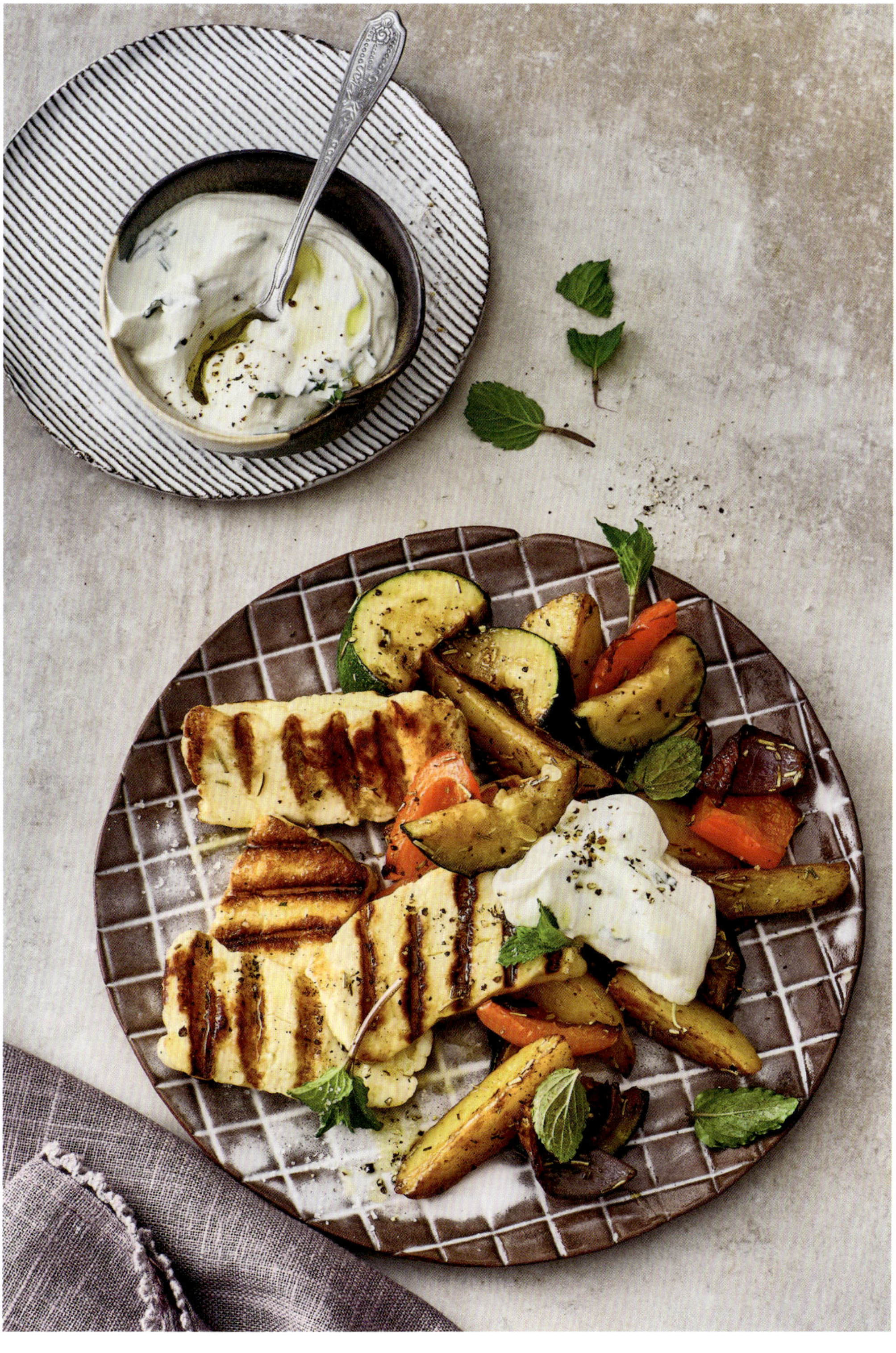

Spinat-Pfannkuchen „Caprese“

Für 2 Portionen | Zubereitung ca. 45 Min.

150 g Buchweizenmehl
25 g geschrotete Leinsamen
¼ TL Weinstein-Backpulver
Salz
100 g junger Spinat
180 ml ungesüßter Sojadrink
1 Ei (Größe M)
1 Kugel Mozzarella (150 g)
3 Tomaten
2 Stiele Basilikum
2 TL Olivenöl
Pfeffer aus der Mühle

Pro Portion ca. 660 kcal,
34 g EW, 33 g F, 57 g KH

vegetarisch • vegetarisch •

1. Mehl, Leinsamen, Backpulver und ½ TL Salz in einer Rührschüssel mischen. Den Spinat verlesen, waschen, trocken schleudern und mit dem Sojadrink pürieren. Spinat-Drink und Ei mit einem Schneebesen unter die Mehlmischung rühren. Den Teig etwa 20 Minuten quellen lassen.

2. Inzwischen Mozzarella abgießen und gut abtropfen lassen. In Scheiben schneiden. Die Tomaten waschen, trocken reiben und in dünne Scheiben schneiden. Das Basilikum waschen, trocken schütteln, die Blätter von den Stielen zupfen und, bis auf einige zum Garnieren, fein schneiden.

3. Den Teig kurz durchrühren. ½ TL Öl in einer kleinen beschichteten Pfanne (ca. 18 cm Durchmesser) erhitzen. ¼ des Teiges hineingeben, 3 bis 4 Minuten backen, dann vorsichtig umdrehen und weitere 2 bis 3 Minuten backen. Auf diese Weise im übrigen Öl aus dem restlichen Teig 3 weitere Pfannkuchen backen. Die Pfannkuchen schuppenförmig mit Mozzarella- und Tomatenscheiben belegen, mit Pfeffer würzen, mit Basilikum bestreuen und zusammenklappen. Mit übrigem Basilikum garnieren und sofort servieren.

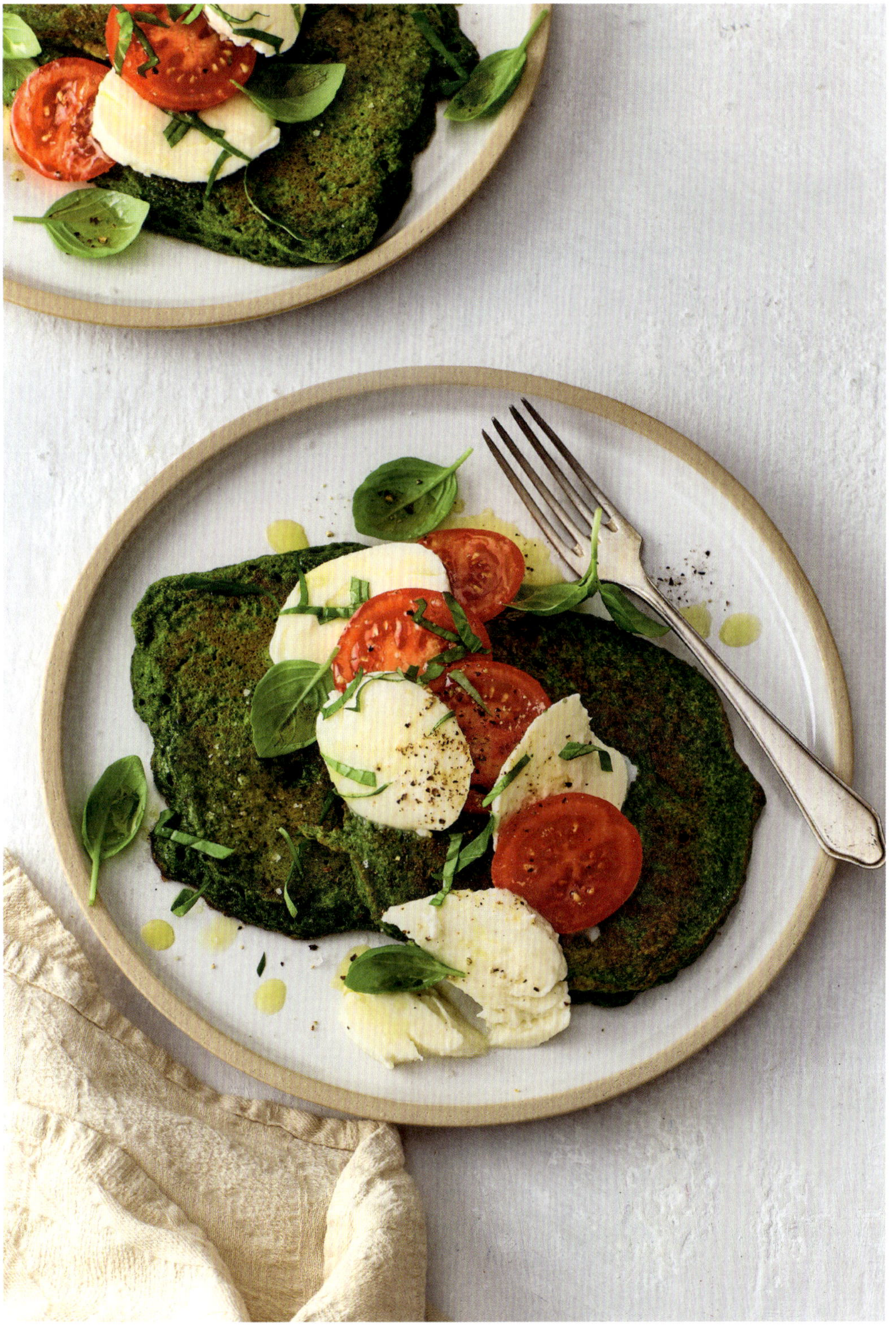

Spargel-Tortilla mit Rucolasalat

Für 2 Portionen | Zubereitung ca. 30 Min.

250 g grüner Spargel
1 Zwiebel
200 g gekochte Kartoffeln (vom Vortag)
2 EL + 3 TL Olivenöl
6 Eier (Größe M)
75 ml hefefreie Bio-Gemüsebrühe
Salz
Pfeffer aus der Mühle
100 g Rucola
150 g Cocktailtomaten
1 TL Balsamico bianco
½ TL mittelscharfer Senf

Pro Portion ca. 565 kcal, 30 g EW, 39 g F, 24 g KH

vegetarisch • vegetarisch •

1. Den Spargel waschen, im unteren Drittel schälen, die holzigen Enden abschneiden. Die Stangen schräg in etwa 2 cm große Stücke schneiden. In eine ofenfeste Pfanne (ca. 22 cm Durchmesser) geben, knapp mit Wasser bedecken, aufkochen und zugedeckt etwa 6 Minuten dünsten. Anschließend abgießen, abtropfen lassen und die Pfanne trocken reiben.

2. Die Zwiebel schälen und klein würfeln. Kartoffeln pellen und in etwa 1 cm große Würfel schneiden.

3. In der Pfanne 1 EL Öl erhitzen. Zwiebel und Kartoffeln darin unter Wenden 6 bis 8 Minuten braten. In eine Rührschüssel umfüllen und abkühlen lassen.

4. Den Backofengrill auf 220 °C vorheizen. Eier, Gemüsebrühe, ½ TL Salz und Pfeffer verquirlen. Zur Zwiebel-Kartoffel-Masse geben und gut vermischen.

5. In der Pfanne 1 EL Öl erhitzen. Die Masse hineingeben, glatt streichen und die Spargelstücke darauf verteilen. Bei mittlerer Hitze 5 bis 6 Minuten stocken lassen. Dann auf der 2. Schiene von oben im Ofen 7 bis 8 Minuten stocken lassen.

6. Inzwischen den Rucola verlesen, waschen, gut abtropfen lassen und grobe Stiele entfernen. Tomaten waschen und halbieren. Essig, Senf, Salz und Pfeffer verrühren. 3 TL Öl unterschlagen. Salat und Tomaten untermischen.

7. Die Pfanne aus dem Ofen nehmen, die Tortilla kurz abkühlen lassen, dann vom Rand lösen und aus der Pfanne gleiten lassen. In Stücke schneiden. Warm oder abgekühlt mit dem Salat servieren.

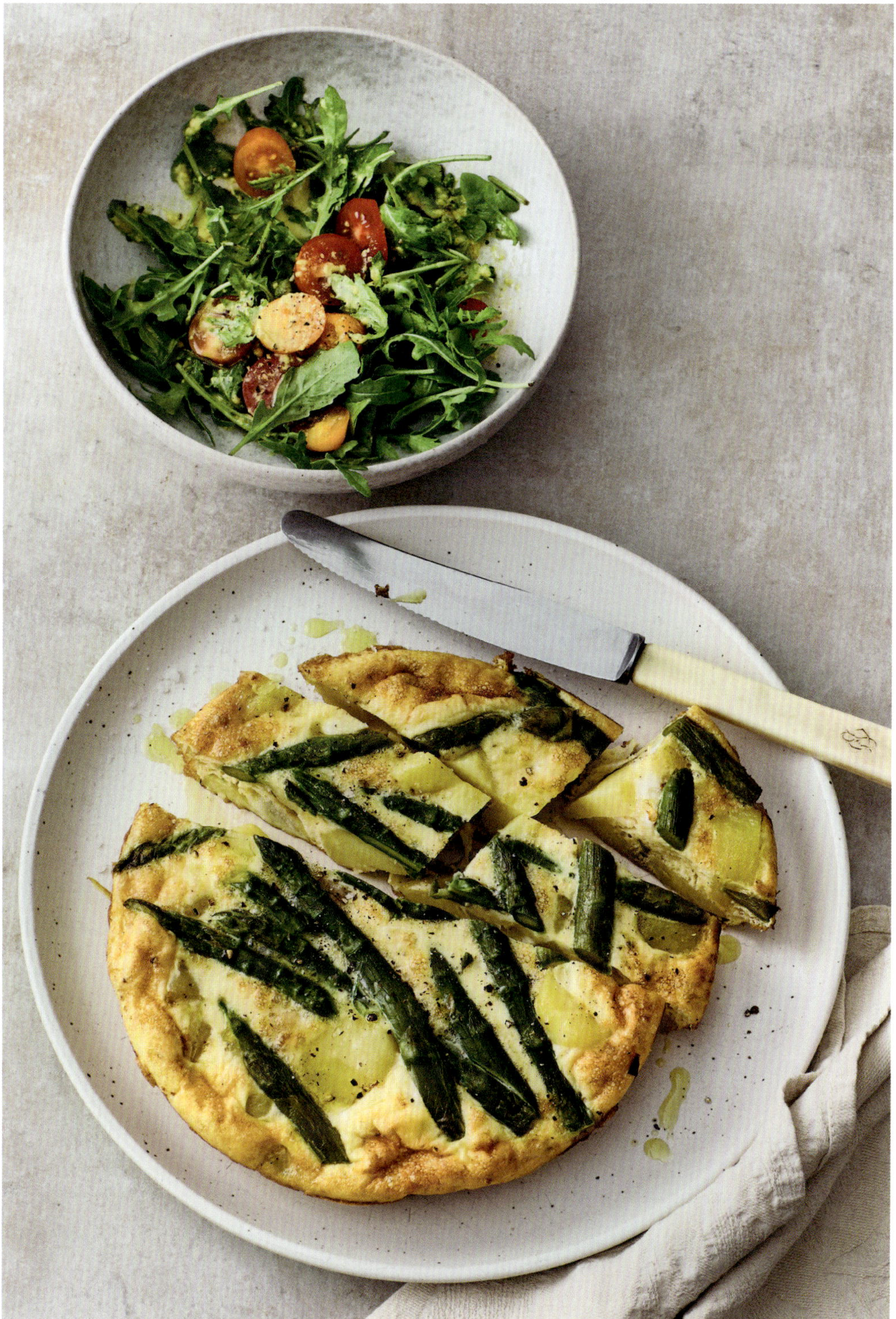

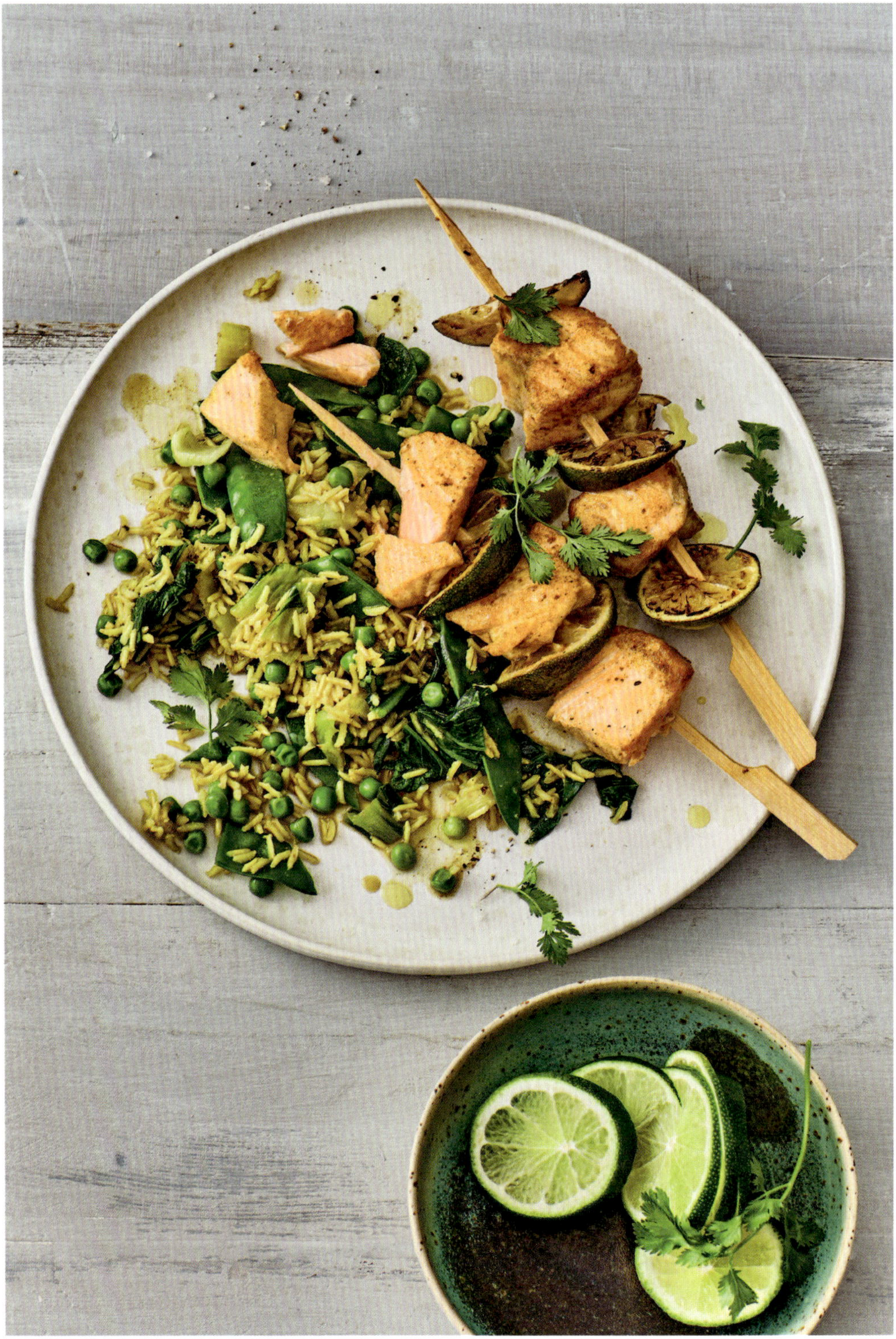

Lachsspieße auf Asia-Gemüse-Reis

Für 2 Portionen | Zubereitung ca. 50 Min. + Wartezeit

300 g Lachsfilet ohne Haut
1 Bio-Limette
2 EL Olivenöl
Salz
Pfeffer aus der Mühle
2 TL Currypulver
1 kleine Zwiebel
1 Knoblauchzehe
1 walnussgroßes Stück Ingwer
1 Pak Choi (ca. 400 g)
200 g Zuckerschoten
100 g Vollkorn-Basmatireis
200 ml hefefreie Bio-Gemüsebrühe
100 g TK-Erbsen
2 EL gehacktes Koriandergrün
(4 Holzspieße)

Pro Portion ca. 620 kcal, 42 g EW, 23 g F, 58 g KH

1. Den Lachs trocken tupfen und in etwa 3 cm große Würfel schneiden. Die Limette waschen, trocken reiben und halbieren. Eine Hälfte auspressen. 2 EL Limettensaft mit 1 EL Öl, Salz, Pfeffer und 1 TL Curry verrühren. Den Lachs unterheben und abgedeckt im Kühlschrank etwa 30 Minuten marinieren. Übrigen Limettensaft zur Seite stellen.

2. Zwiebel, Knoblauch und Ingwer schälen und klein würfeln. Pak Choi putzen, waschen und quer in schmale Streifen schneiden. Zuckerschoten putzen, waschen und jeweils dritteln. 1 EL Öl in einer Pfanne erhitzen. Zwiebel, Knoblauch und Ingwer darin andünsten. Pak Choi dazugeben und unter Wenden 2 bis 3 Minuten andünsten. Reis und 1 TL Curry dazugeben, kurz anschwitzen. Die Brühe angießen, aufkochen und alles zugedeckt etwa 25 Minuten garen. Dabei ab und zu umrühren.

3. Inzwischen übrige Limettenhälfte in etwa ½ cm breite Scheiben schneiden und diese jeweils vierteln. Den Lachs aus der Marinade heben und abtropfen lassen. Lachswürfel und Limettenstücke im Wechsel auf 4 Holzspieße stecken. Lachsspieße in einer Pfanne ohne Fett unter Wenden 4 bis 5 Minuten braten.

4. TK-Erbsen und Zuckerschoten unter den Reis rühren und alles weitere 5 Minuten garen. Mit Salz, Pfeffer und übrigem Limettensaft abschmecken. Spieße und Asia-Gemüse-Reis anrichten, mit Koriander bestreuen und servieren.

Hähnchen-Kartoffel-Curry

Für 2 Portionen | Zubereitung ca. 30 Min.

1 Zwiebel
1 Knoblauchzehe
1 walnussgroßes Stück Ingwer
250 g Bio-Hähnchenbrustfilet
300 g festkochende Kartoffeln
500 g Brokkoli
1 EL Rapsöl
1 TL Currypulver
1 Dose stückige Tomaten (400 g)
Salz
150 ml Kokosmilch (60 % Kokosanteil)
ca. 1 TL Zitronensaft
Pfeffer aus der Mühle
20 g geröstete Cashewkerne
2 EL gehacktes Koriandergrün zum Bestreuen

Pro Portion ca. 605 kcal, 47 g EW, 26 g F, 44 g KH

1. Zwiebel, Knoblauch und Ingwer schälen und fein würfeln. Das Hähnchenbrustfilet trocken tupfen und quer in schmale Streifen schneiden. Die Kartoffeln schälen, waschen und in etwa 2 cm große Würfel schneiden. Den Brokkoli putzen, waschen und in kleinen Röschen vom Strunk schneiden. Den Strunk schälen und klein schneiden.

2. Das Öl in einem Topf erhitzen. Filetstreifen darin unter Rühren scharf anbraten. Zwiebel, Knoblauch und Ingwer dazugeben, etwa 1 Minute mitbraten. Mit Curry bestäuben und kurz anschwitzen. Tomaten, Kokosmilch und Kartoffeln dazugeben. Alles aufkochen, mit Salz würzen und etwa 8 Minuten köcheln lassen. Den Brokkoli dazugeben, weitere 8 Minuten köcheln lassen, bis Kartoffeln und Brokkoli gar sind.

3. Das Curry mit Zitronensaft, Salz und Pfeffer abschmecken. In Schalen anrichten, mit Cashewkernen und Koriander bestreuen und servieren.

Schon gewusst?

Hähnchenbrustfilet ist eine hervorragende Quelle für mageres und leicht verdauliches Eiweiß. Schon kleinere Mengen reichen davon für eine gute Versorgung mit dem Makronährstoff. Am besten zu Bio-Qualität greifen – die Tiere bekommen hochwertigeres Futter, was sich positiv auf die Zusammensetzung des Fleisches auswirkt.

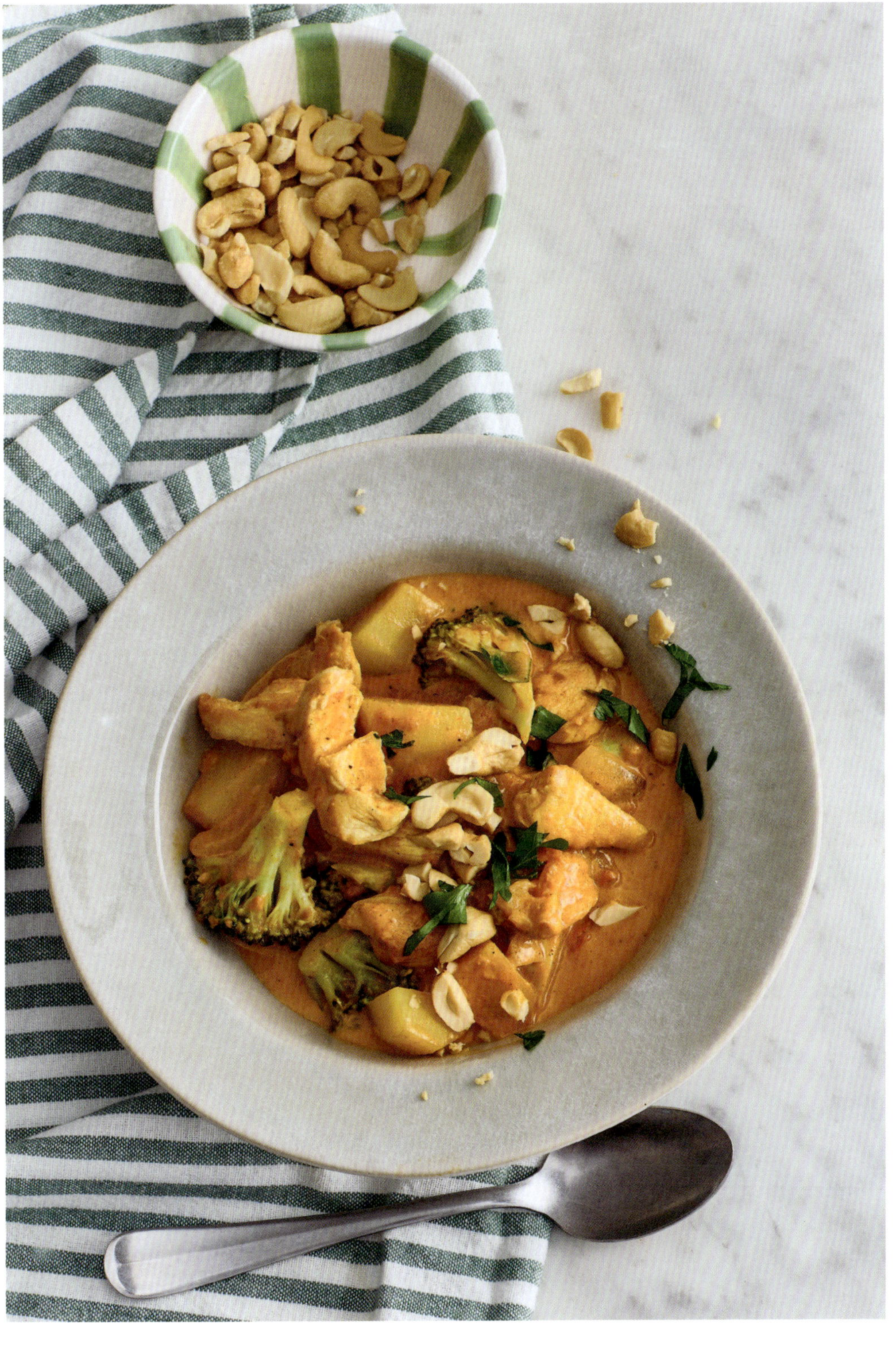

Spinatquiche mit Lauch

Für 8 Stücke | Zubereitung ca. 1 Std. 15 Min. + Wartezeit

4 Eier (Größe M)
50 g Haferlocken
150 g Dinkel-Vollkornmehl
1 geh. EL geschrotete Leinsamen
Salz
100 g kalte Butter
1 große Stange Lauch
400 g junger Spinat
1 EL Olivenöl
Pfeffer aus der Mühle
200 ml ungesüßter Sojadrink
200 g saure Sahne
2 EL Speisestärke
1 geh. EL veganes Proteinpulver (z. B. Erbse oder Hanf)
frisch geriebene Muskatnuss

Pro Stück ca. 320 kcal,
14 g EW, 20 g F, 21 g KH

vegetarisch • vegetarisch •

1. Für den Teig 1 Ei trennen und das Eiweiß kalt stellen. Die Haferflocken im Blitzhacker zu Mehl mahlen. Mit Dinkelmehl, Leinsamen und ¾ TL Salz in einer Rührschüssel mischen. Die Butter in Stückchen, das Eigelb und 1 bis 2 EL kaltes Wasser dazugeben und rasch zu einem Mürbeteig verkneten. Den Teig zwischen zwei Lagen Backpapier rund (ca. 32 cm Durchmesser) ausrollen und in eine Quicheform (28 cm Durchmesser) legen. Dabei einen Rand andrücken. Oberes Backpapier abziehen, den Teig mit einer Gabel mehrmals einstechen. Mindestens 30 Minuten kalt stellen.

2. Für die Füllung den Lauch putzen, waschen, längs halbieren und in schmale Streifen schneiden. Den Spinat verlesen, waschen, gut abtropfen lassen und grob hacken. Das Öl in einer großen Pfanne erhitzen. Den Lauch darin unter Rühren kurz andünsten. Den Spinat nach und nach dazugeben und unter Rühren in 2 bis 3 Minuten zusammenfallen lassen. Mit Salz und Pfeffer würzen. Alles in ein Sieb geben und die Flüssigkeit aus dem Spinat gut ausdrücken.

3. Den Backofen auf 200 °C (Ober-/Unterhitze; 180 °C Umluft) vorheizen. Sojadrink, saure Sahne, 3 Eier und 1 Eiweiß mit dem Schneebesen glatt rühren. Stärke, Proteinpulver, ¾ TL Salz, Pfeffer und etwas Muskat dazugeben und gut unterrühren. Das Gemüse auf dem Teig verteilen. Den Guss gleichmäßig darübergießen. Im heißen Ofen auf der 2. Schiene von unten 40 bis 50 Minuten backen. Die Quiche auf einem Kuchengitter etwas abkühlen lassen. Aus der Form lösen und lauwarm oder kalt servieren.

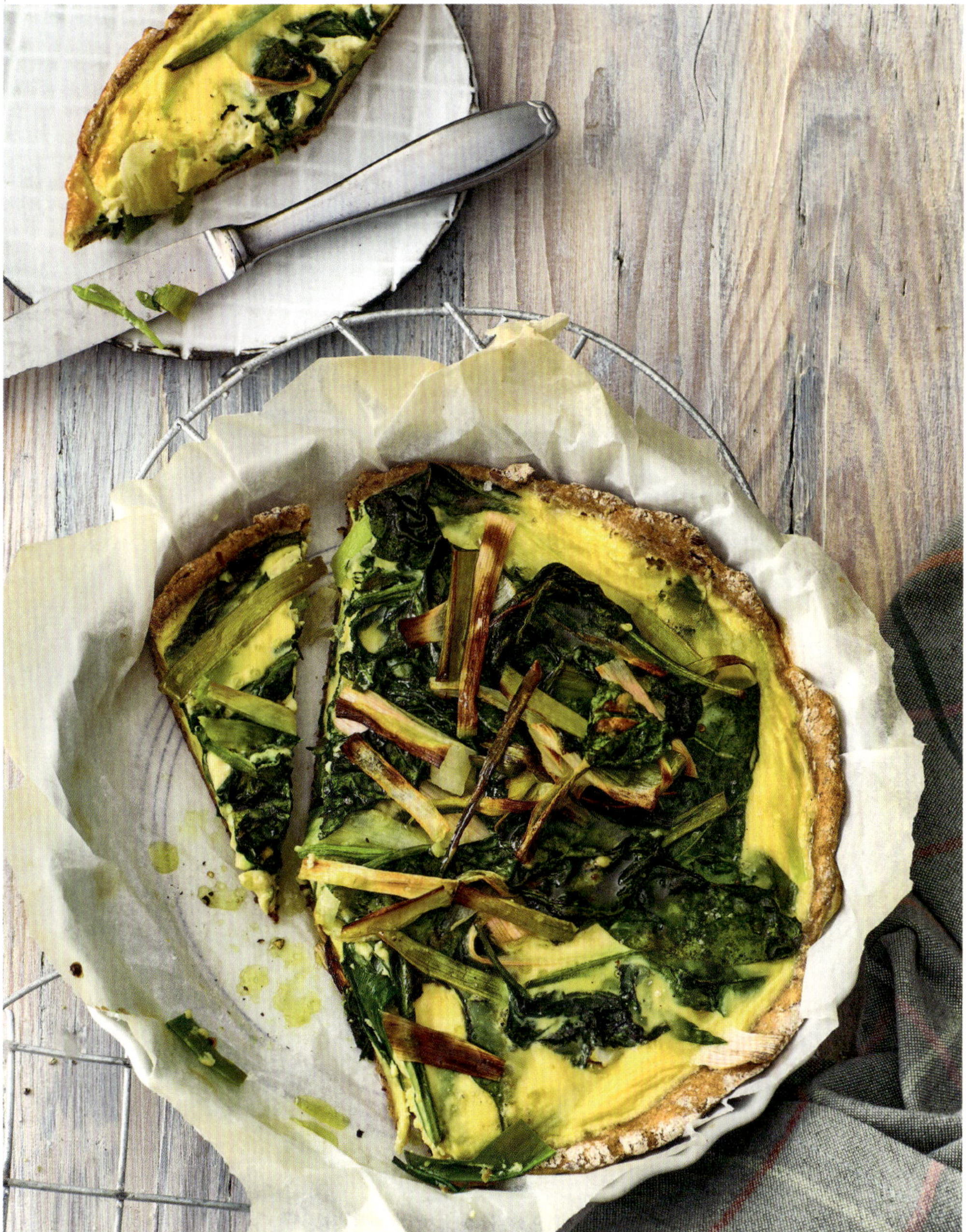

TIPP

Gebacken bleibt die Qiche im Kühlschrank bis zu drei Tage frisch, eingefroren etwa drei Monate. Zum Servieren die Quiche bei etwa 120 °C im Backofen langsam erwärmen, dann bleibt die Füllung saftig und die Kruste knusprig.

Chili sin carne mit Linsenwrap

Für 2 Portionen | Zubereitung: ca. 40 Minuten

75 g rote Linsen
¼ TL Kurkumapulver
Salz
1 Zwiebel
2 Paprikaschoten (z. B. gelb und rot)
1 Dose gemischte Bohnen (240 g Abtropfgewicht)
3 EL Rapsöl
1 Dose stückige Tomaten (400 g)
1 TL geräuchertes Paprikapulver (alternativ edelsüßes Paprikapulver)
½ TL gemahlener Kreuzkümmel
Pfeffer aus der Mühle
200 g Skyr
1–2 TL Limettensaft
2 EL gehacktes Koriandergrün

Pro Portion ca. 515 kcal, 30 g EW, 18 g F, 51 g KH

vegetarisch • vegetarisch •

1. Für die Wraps Linsen in einem leistungsstarken Mixer oder Blitzhacker zu feinem Mehl mahlen. Mit Kurkuma und ¼ TL Salz in eine Schüssel geben. 80 ml Wasser dazugießen und mit dem Schneebesen unterrühren, sodass ein glatter zähflüssiger Teig entsteht. Den Teig etwa 15 Minuten quellen lassen.

2. Inzwischen für das Chili Zwiebel schälen und würfeln. Paprika putzen, waschen und in Würfel schneiden. Bohnen in ein Sieb abgießen, kalt abspülen und abtropfen lassen. 1 EL Öl in einem Topf erhitzen. Zwiebel und Paprika darin andünsten. Bohnen, Tomaten, Paprikapulver und Kreuzkümmmel dazugeben, mit Salz und Pfeffer würzen, aufkochen und bei schwacher Hitze etwa 15 Minuten köcheln lassen. Dabei öfters umrühren.

3. Den Teig für die Wraps kurz durchrühren. 2 EL Öl portionsweise in einer kleinen beschichteten Pfanne (ca. 18 cm Durchmesser) erhitzen. Eine Schöpfkelle Teig in die Pfanne geben, durch Schwenken der Pfanne gleichmäßig verteilen, 3 bis 4 Minuten backen, wenden und weitere 2 bis 3 Minuten backen. Herausnehmen. Auf die gleiche Weise 3 weitere Wraps backen.

4. Den Skyr mit Limettensaft glatt rühren und mit Salz, Pfeffer und nach Belieben Chilipulver abschmecken. In Schälchen anrichten. Je einen Klecks Skyr daraufgeben und mit Koriander bestreuen. Übrigen Skyr und Wraps dazu servieren.

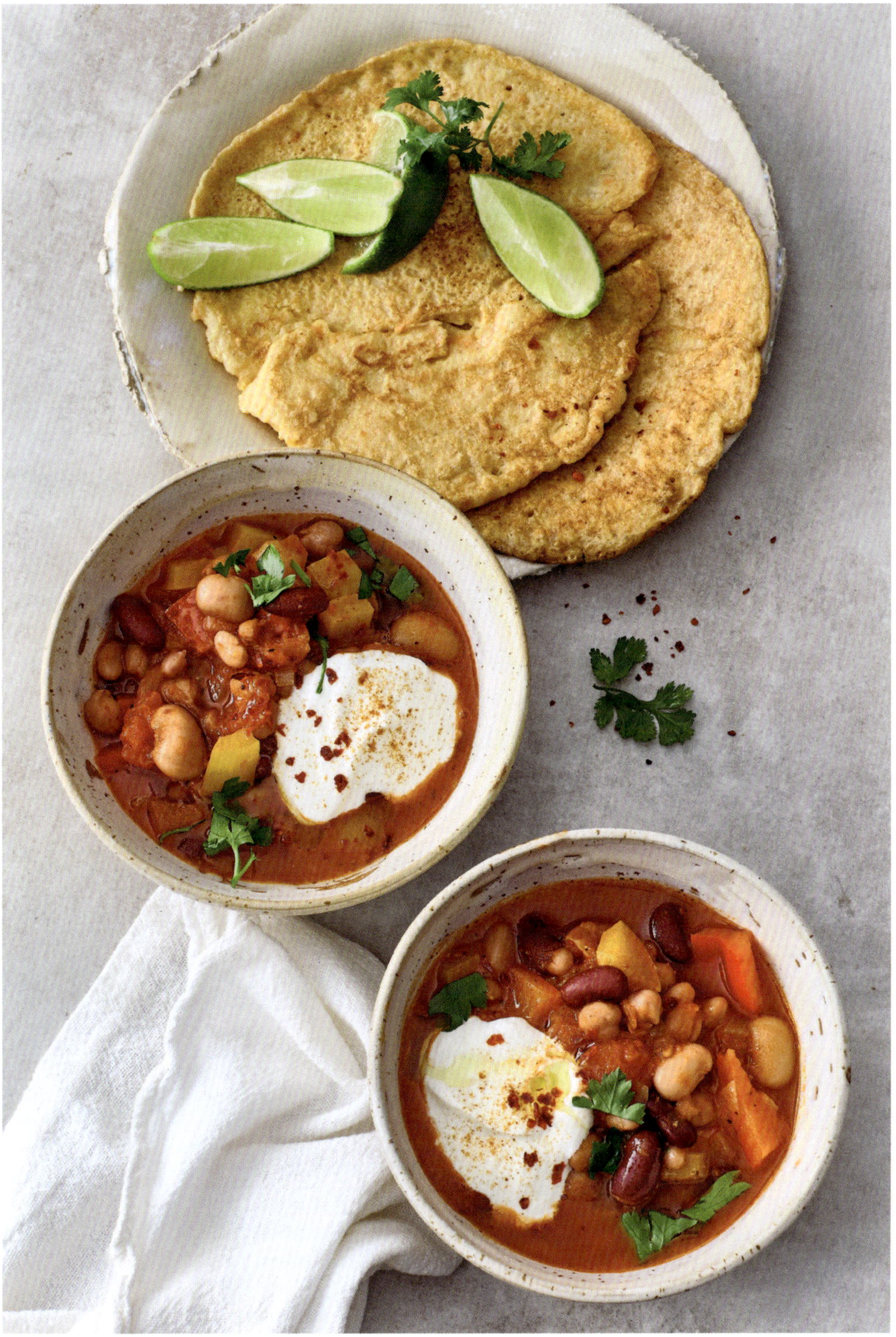

Nudeln mit Grünkohlpesto und Ziegenkäse

Für 2 Portionen | Zubereitung ca. 25 Min.

125 g zarte Grünkohlblätter (alternativ junger Blattspinat oder junger Mangold)
5 Stiele Basilikum
1 kleine Knoblauchzehe
20 g Mandelkerne mit Haut
½ Bio-Zitrone
25 g geschälte Hanfsamen
2 EL Olivenöl
Salz
Pfeffer aus der Mühle
2 Möhren
150 g Linsennudeln (aus 100 % Hülsenfruchtmehl)
150 g Ziegenfrischkäsetaler

Pro Portion ca. 595 kcal, 32 g EW, 26 g F, 56 g KH

vegetarisch • vegetarisch •

1. Für das Pesto Grünkohl und Basilikum verlesen, waschen und gut abtropfen lassen. Knoblauch schälen und halbieren. Mandeln grob hacken. Zitrone heiß waschen, Schale fein abreiben und Saft auspressen.

2. Vorbereitete Zutaten, bis auf einige Basilikumblätter zum Garnieren, mit 1 EL Zitronensaft, 1 TL Zitronenschale und 15 g Hanfsamen in einen leistungsstarken Mixer geben und fein pürieren. Dabei am Ende das Öl nach und nach dazugießen und untermixen. Pesto mit Salz, Pfeffer und eventuell noch etwas Zitronensaft abschmecken.

3. Die Möhren putzen, schälen und mit einem Sparschäler der Länge nach in dünne Streifen hobeln. Die Nudeln nach Packungsanweisung in Salzwasser garen, dabei etwa 2 Minuten vor Ende der Garzeit Möhrenstreifen dazugeben und mitgaren. Die Nudeln abgießen und abtropfen lassen. Mit dem Pesto mischen und auf Tellern anrichten. Ziegenkäsetaler darauf verteilen. Mit übrigen Hanfsamen bestreuen und nach Belieben mit Basilikum garniert servieren.

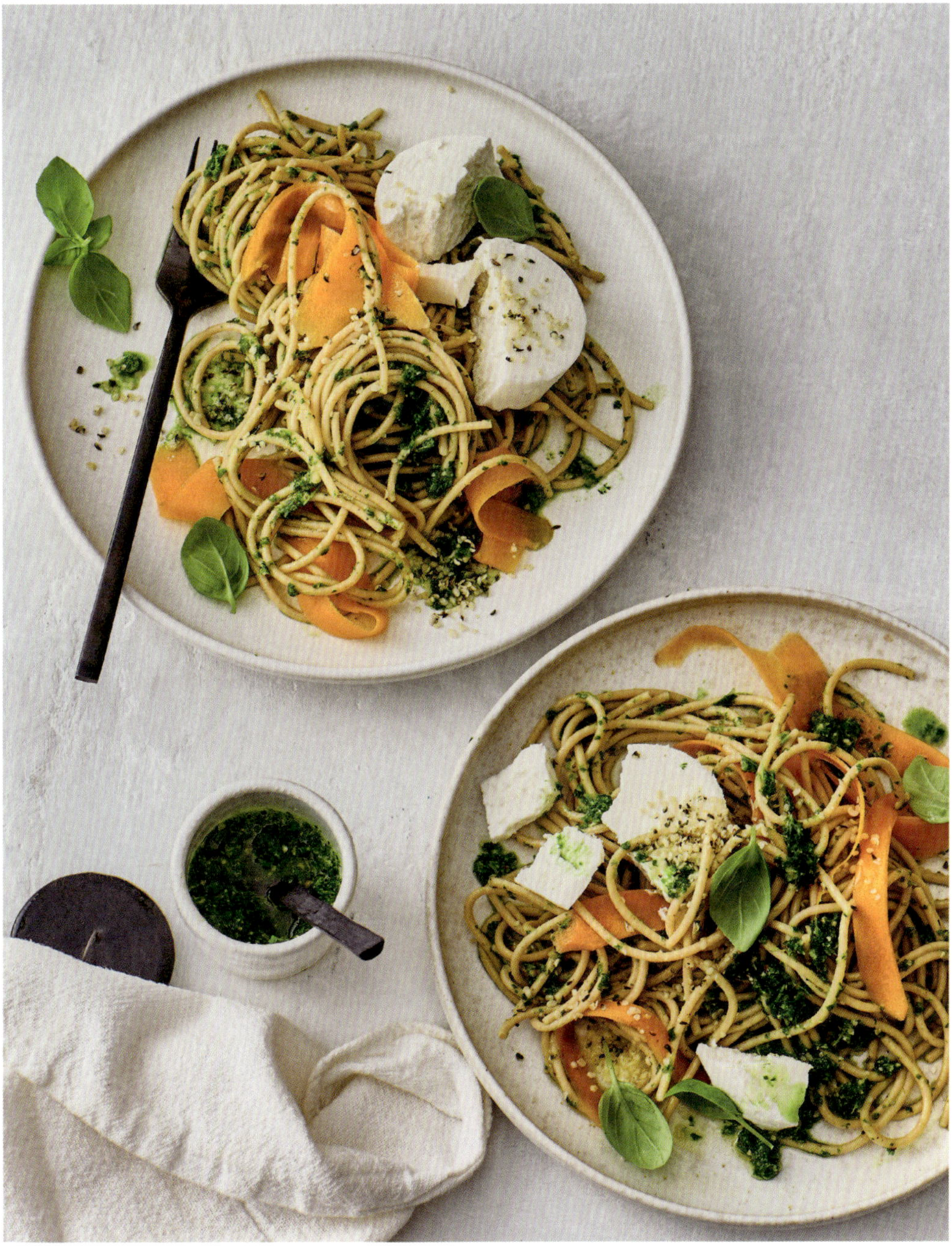

TIPP Gleich die doppelte Menge Pesto mixen, in ein Schraubglas füllen und mit einer dünnen Schicht Öl bedecken. So bleibt es im Kühlschrank etwa 1 Woche frisch. Eingefroren hält es sich bis zu drei Monate.

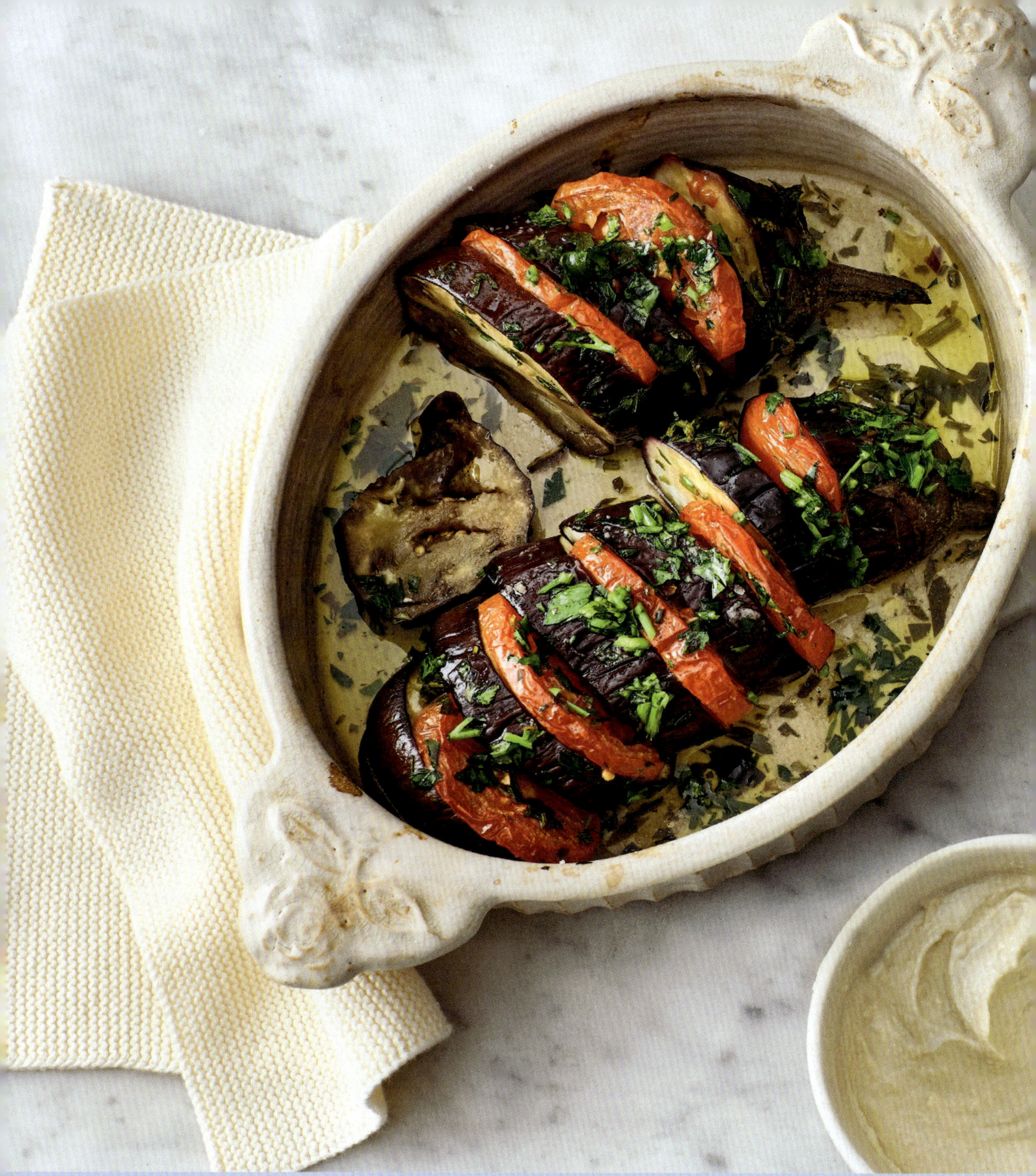

ABENDS

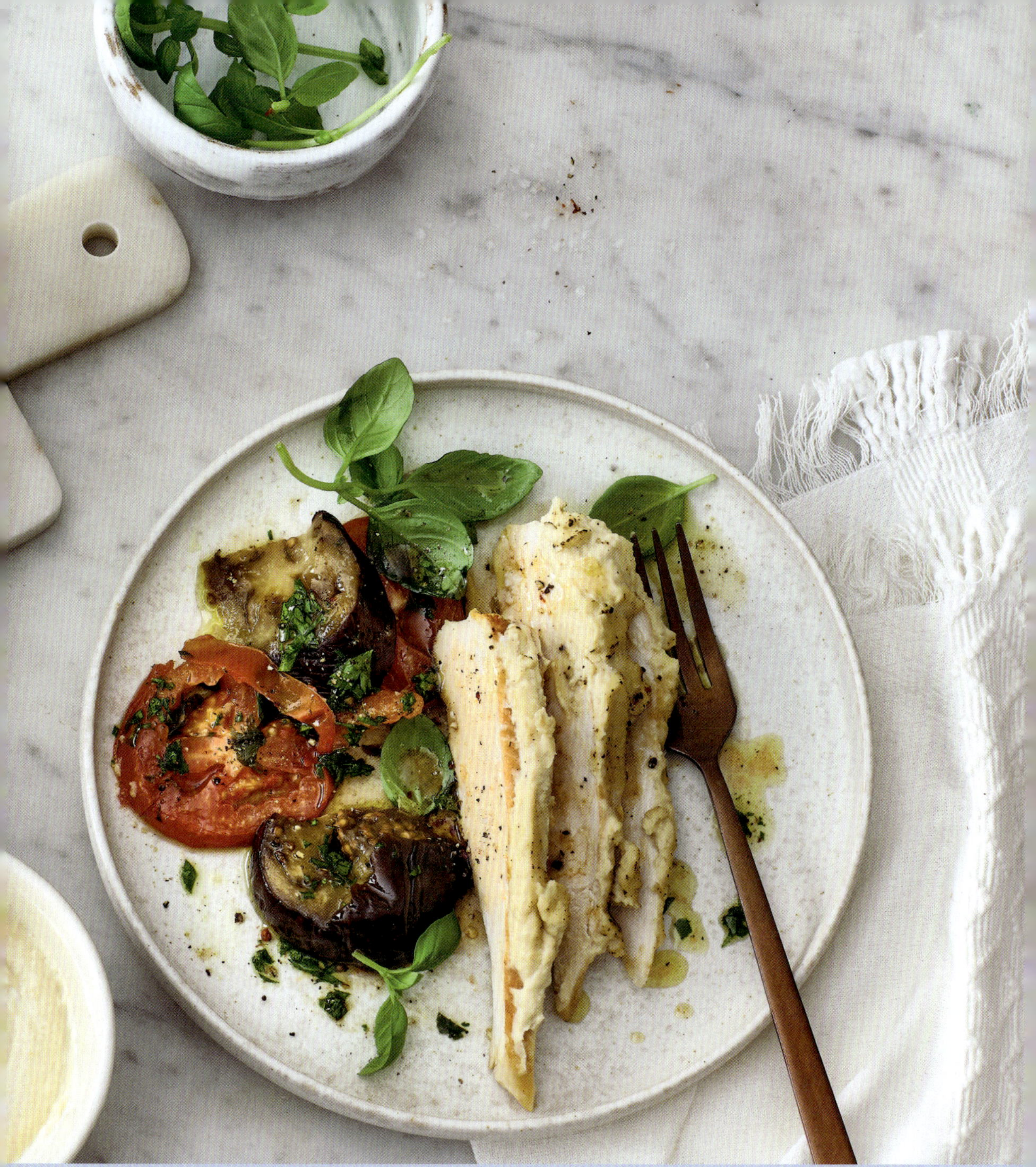

Abends gibt's weniger Kohlenhydrate, aber dafür eine Extraportion Gemüse und Eiweiß. Denn meist verbrauchen wir die Energie aus Nudeln & Co. nicht mehr und ein kohlenhydratarmes Gericht ist besser verdaulich. Das beeinflusst auch den Schlaf positiv, den wir für die Regeneration unserer Muckis brauchen.

Rainbow-Salad-Bowl mit Hähnchen

Für 2 Portionen | Zubereitung ca. 30 Min.

2 Hähnchenbrustfilets (à ca. 150 g)
¼ kleiner Rotkohl (ca. 250 g)
½ Salatgurke
1 Möhre
2 Mini-Römersalate
1 Frühlingszwiebel
100 g Cocktailtomaten
25 g geröstete Walnusskerne
25 g getr. Tomaten (in Öl)
1 Knoblauchzehe
3 Stiele Basilikum
4–5 EL Zitronensaft
40 g Olivenöl
½ TL getr. Thymian
Salz
Pfeffer aus der Mühle

Pro Portion ca. 535 kcal, 43 g EW, 31 g F, 21 g KH

1. Das Fleisch trocken tupfen und auf einem Dämpfeinsatz in einen Topf mit wenig Wasser geben. Zugedeckt bei mittlerer Hitze je nach Dicke 12 bis 15 Minuten dämpfen. Wer keinen Dämpfeinsatz hat, gart das Fleisch genauso lange in einem Topf mit Salzwasser.

2. Inzwischen den Rotkohl putzen, waschen und in dünnen Streifen vom Strunk hobeln oder schneiden. Gurke putzen, waschen, längs halbieren und klein würfeln. Möhre putzen, schälen und grob raspeln. Salat putzen, waschen, trocken schütteln und quer in Streifen schneiden. Frühlingszwiebel putzen, waschen und in schmale Ringe schneiden. Tomaten waschen und halbieren. Alles in den Farben des Regenbogens sortiert (rot, orange, gelb, grün) in 2 großen Bowls oder tiefen Tellern anrichten.

3. Für das Dressing die Nüsse in einer Pfanne ohne Fett rösten, bis sie duften, und herausnehmen. Tomaten sehr gut abtropfen lassen und grob würfeln. Knoblauch schälen, halbieren. Basilikum waschen, trocken schütteln und die Blätter von den Stielen zupfen. Alle vorbereiteten Zutaten mit Zitronensaft, Olivenöl und Thymian im Blitzhacker oder Mixer cremig pürieren. Mit Salz, Pfeffer und eventuell noch etwas Zitronensaft abschmecken.

4. Das Fleisch in dünne Scheiben schneiden und auf den Bowls anrichten. Etwas Dressing darüberträufeln, den Rest extra dazu servieren.

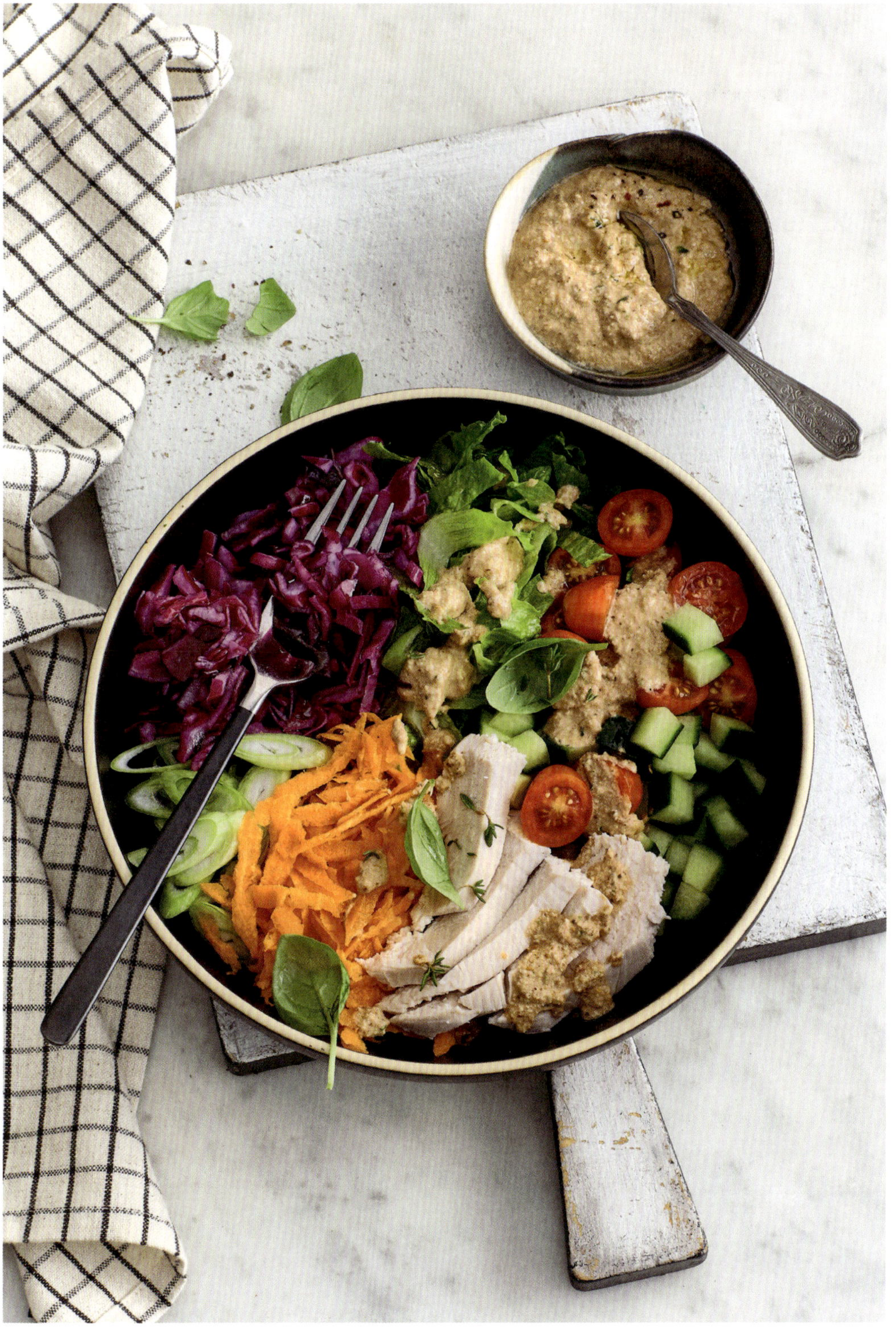

Schnelle Salat-Bowl mit Thunfisch

Für 2 Portionen | Zubereitung ca. 25 Min.

150 g Blattsalatmischung (aus dem Kühlregal; z. B. Rucola, Radicchio und Lollo bianco)
1 kleine rote Zwiebel
1 reife Avocado (ca. 300 g)
1 rote Paprikaschote
1 Dose Thunfisch naturell (185 g Abtropfgewicht)
1 Dose weiße Bohnen (240 g Abtropfgewicht)
½ Bio-Zitrone
1 Knoblauchzehe
1 TL Weißweinessig
Salz
Pfeffer aus der Mühle
3 EL Olivenöl
5 Stiele Petersilie

Pro Portion ca. 545 kcal, 31 g EW, 35 g F, 27 g KH

1. Den Salat waschen und gut abtropfen lassen oder trocken schleudern. Die Zwiebel schälen, halbieren, in feine Scheiben hobeln oder schneiden. Die Avocado halbieren und den Stein entfernen. Das Fruchtfleisch aus der Schale lösen und würfeln. Die Paprika putzen, waschen und klein würfeln. Thunfisch abgießen und gut abtropfen lassen. Die Bohnen in ein Sieb abgießen, kalt abspülen und gut abtropfen lassen.

2. Für das Dressing Zitrone heiß waschen, trocken reiben und die Schale fein abreiben. Den Saft auspressen. Den Knoblauch schälen und dritteln. 1 EL Zitronensaft mit Essig in einer Schüssel verrühren. Mit Salz und Pfeffer würzen. Das Öl in dünnem Strahl dazugießen und mit einem Schneebesen unterrühren. Knoblauch dazugeben und etwa 10 Minuten ziehen lassen.

3. Inzwischen die Petersilie waschen, trocken schütteln, die Blätter von den Stielen zupfen und fein hacken. Den Knoblauch aus dem Dressing nehmen. Die Petersilie unterrühren und alles mit Salz, Pfeffer und eventuell noch einem Spritzer Zitronensaft abschmecken.

4. Salat, Zwiebel, Avocado und Paprika auf zwei Bowls verteilen. Den Thunfisch mit einer Gabel etwas auseinanderzupfen und mit den Bohnen darauf verteilen. Mit Dressing beträufeln und servieren.

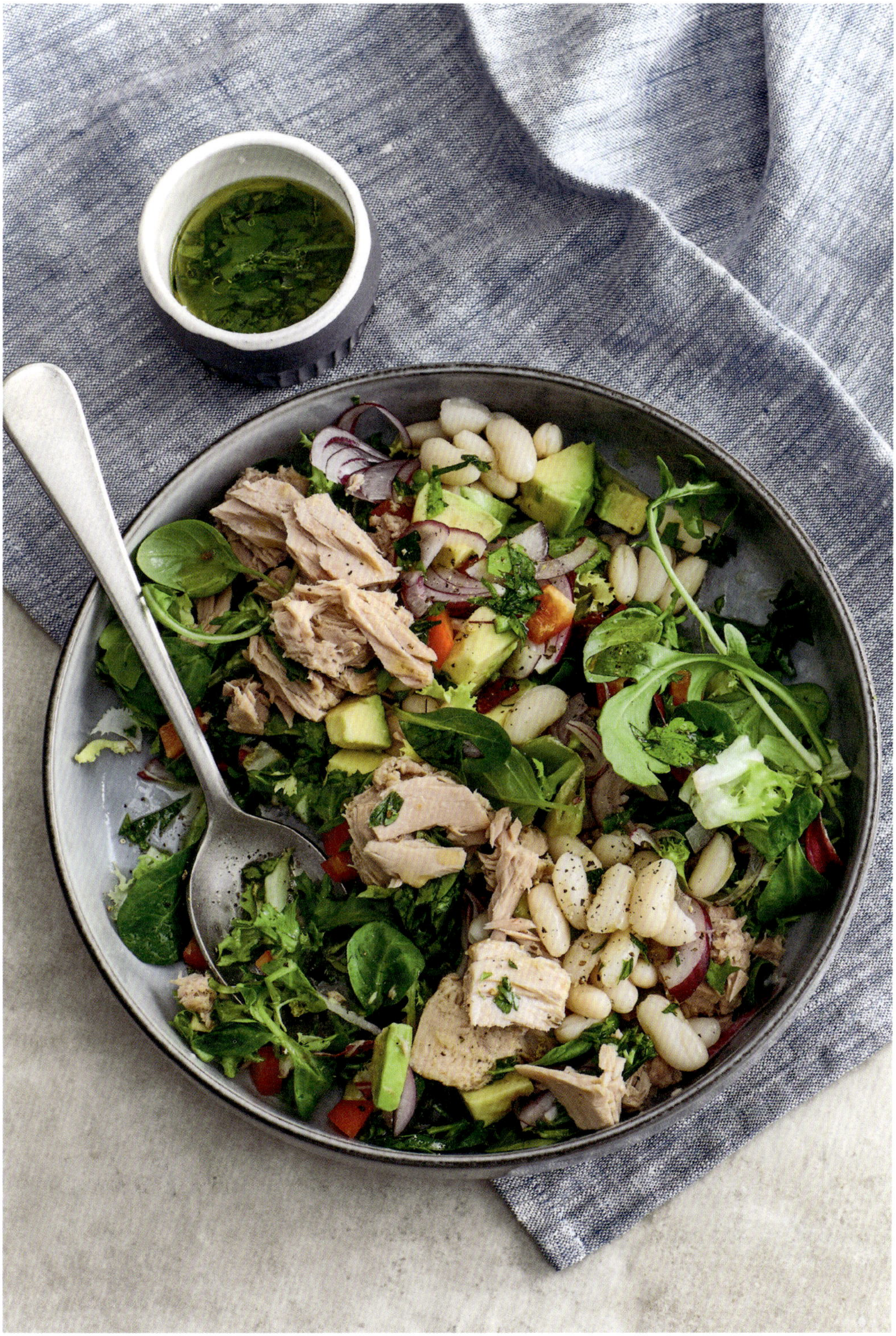

Griechischer Zoodles-Salat mit Halloumi

Für 2 Portionen | Zubereitung ca. 25 Min.

1 mittelgroße Zucchini
(ca. 400 g)
3 EL Olivenöl
Salz
150 g TK-Edamame
250 g Cocktailtomaten
1 rote Zwiebel
50 g schwarze Oliven
3 Stiele Minze
5 Stiele glatte Petersilie
½ Bio-Zitrone
1 TL Balsamico bianco
1–2 Tropfen Ahornsirup
Pfeffer aus der Mühle
100 g Halloumi
1 EL geröstete Kürbiskerne

Pro Portion ca. 645 kcal,
31 g EW, 47 g F, 22 g KH

vegetarisch • vegetarisch •

1. Zucchini putzen, waschen, trocken reiben und mit einem Spiralschneider in lange Streifen schneiden (alternativ mit einem Sparschäler der Länge nach in dünne Streifen schneiden). Mit Küchenpapier gut trocken tupfen. Dann mit ½ EL Öl und etwas Salz mischen. In einer weiten beschichteten Pfanne ohne Fett unter Wenden etwa 5 Minuten braten, bis die Zucchinistreifen an einigen Stellen anfangen leicht zu bräunen.

2. Inzwischen Edamame in einer Schale mit heißem Wasser übergießen und etwa 5 Minuten ziehen lassen, abgießen. Tomaten waschen und halbieren. Zwiebel schälen, halbieren und in dünne Scheiben hobeln oder schneiden. Die Oliven abtropfen lassen und in Scheiben schneiden. Kräuter waschen, trocken schütteln, die Blättchen abzupfen und hacken.

3. Für das Dressing die Zitrone heiß waschen, die Schale fein abreiben und den Saft auspressen. Zitronensaft, 2 ½ EL Öl, Essig, Ahornsirup, Salz und Pfeffer in einem Blitzhacker mixen. Zitronenschale unterrühren, mit Salz und Pfeffer abschmecken.

4. Zoodles auf zwei Tellern ausbreiten. Halloumi trocken tupfen, quer in etwa 3 mm dicke Scheiben schneiden und in einer Grillpfanne ohne Fett je Seite 2 bis 3 Minuten braten.

5. Edamame, Tomaten, Zwiebel, Oliven und Kräuter auf den Zoodles verteilen. Mit Zitronen-Dressing beträufeln. Halloumischeiben darauf anrichten und servieren. Mit gerösteten Kürbiskernen bestreuen.

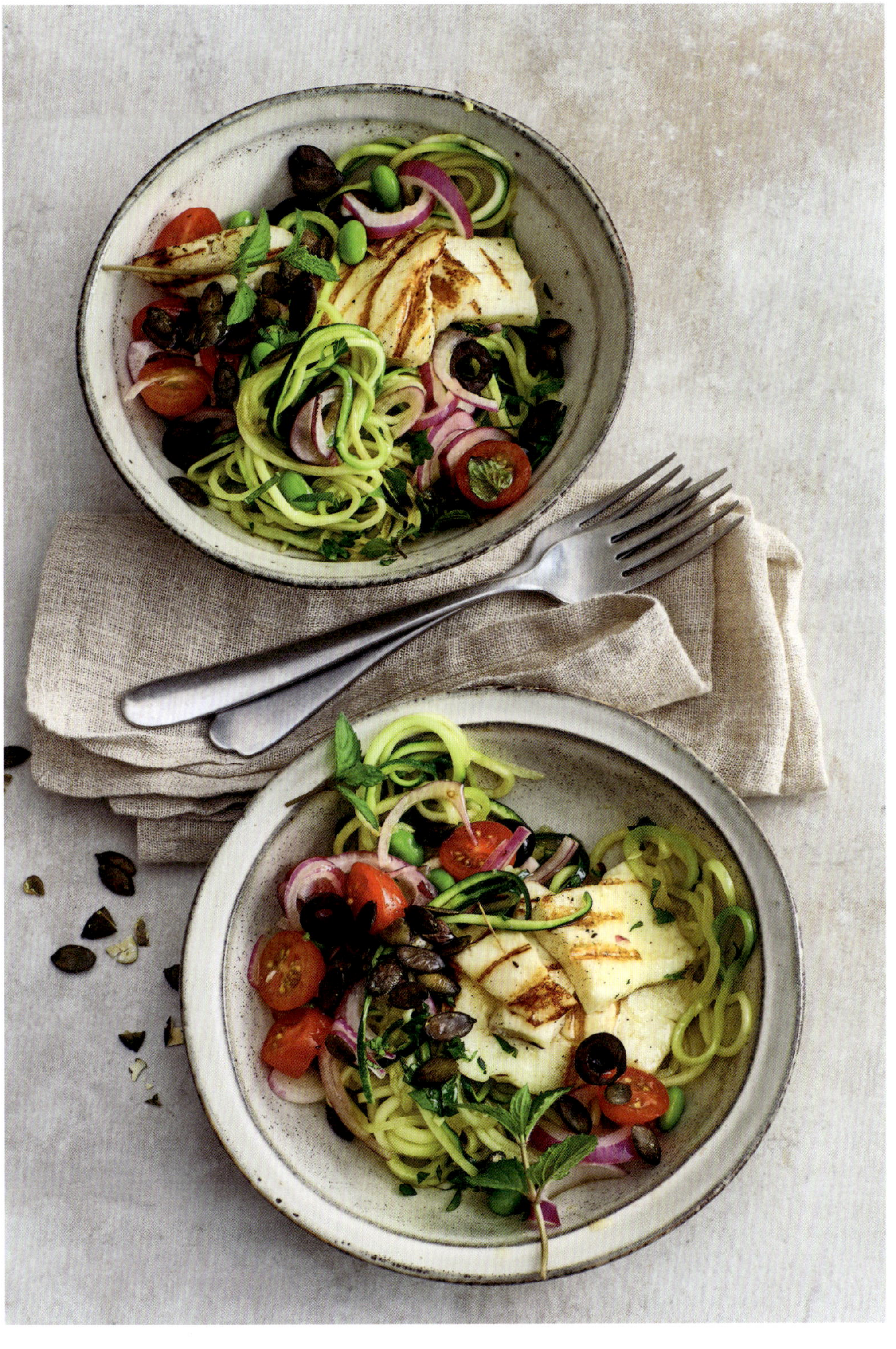

Hackbällchen mit Rucola-Bohnen

Für 2 Portionen | Zubereitung ca. 25 Min.

300 g mageres Rinderhackfleisch
2 EL Magerquark
1 EL geschrotete Leinsamen
2 TL Ajvar (pikante Paprikapaste)
Salz
Pfeffer aus der Mühle
2 TL Olivenöl
1 Zwiebel
2 Knoblauchzehen
3 Stiele Thymian
2 Dosen große weiße Bohnen (à 225 g Abtropfgewicht)
250 g Cocktailtomaten
100 g Rucola
½ Bio-Zitrone
50 g Feta

Pro Portion ca. 540 kcal, 53 g EW, 23 g F, 29 g KH

1. Für die Hackbällchen Hack mit Quark, Leinsamen, Ajvar, Salz und Pfeffer verkneten. Die Masse zu kleinen Bällchen formen. In einer weiten beschichteten Pfanne 1 TL Öl erhitzen. Die Bällchen darin rundherum etwa 10 Minuten anbraten.

2. Inzwischen Zwiebel und Knoblauch schälen und fein würfeln. Thymian waschen, trocken schütteln, Blättchen von den Stielen zupfen und grob hacken. Bohnen in ein Sieb abgießen und gut abtropfen lassen. Tomaten waschen und halbieren. Rucola verlesen, waschen, trocken schütteln und grobe Stiele entfernen. Die Blätter nach Belieben etwas kleiner zupfen. Die Zitrone heiß waschen, trocken reiben und die Schale fein abreiben. Die Zitrone auspressen.

3. Dann 1 TL Öl in einem Topf erhitzen. Zwiebel und Knoblauch darin kurz andünsten. Thymian sowie Bohnen dazugeben, kurz mitdünsten. Tomaten und 1 Schuss Wasser dazugeben, mit Salz und Pfeffer würzen und zugedeckt 3 bis 4 Minuten schmoren. Die Bohnen mit Salz, Pfeffer, Zitronenschale und 1 großzügigen Spritzer Zitronensaft abschmecken. Kurz vor dem Servieren Rucola untermischen. Hackbällchen mit den Rucola-Bohnen anrichten. Feta darüberbröseln und servieren.

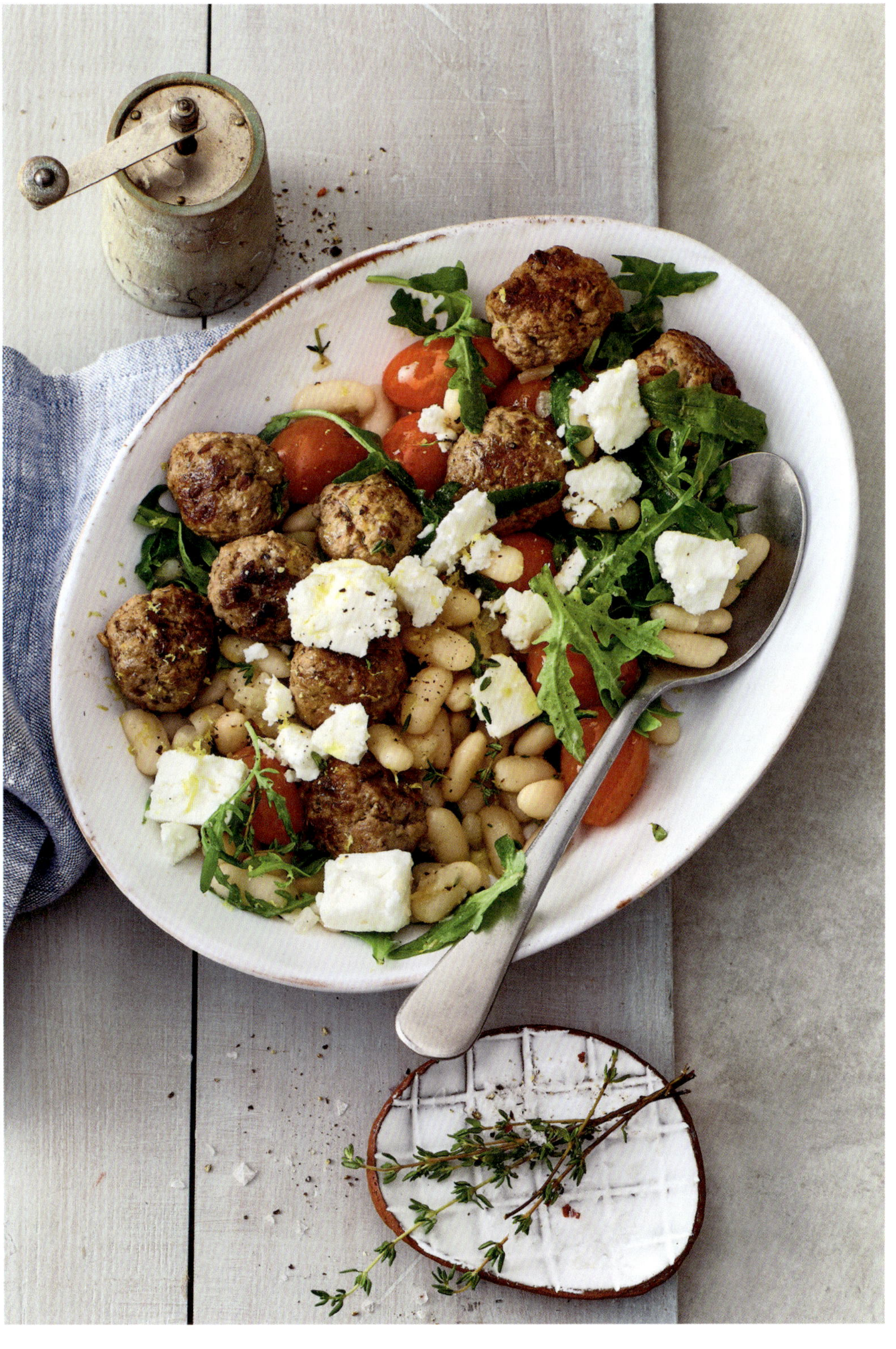

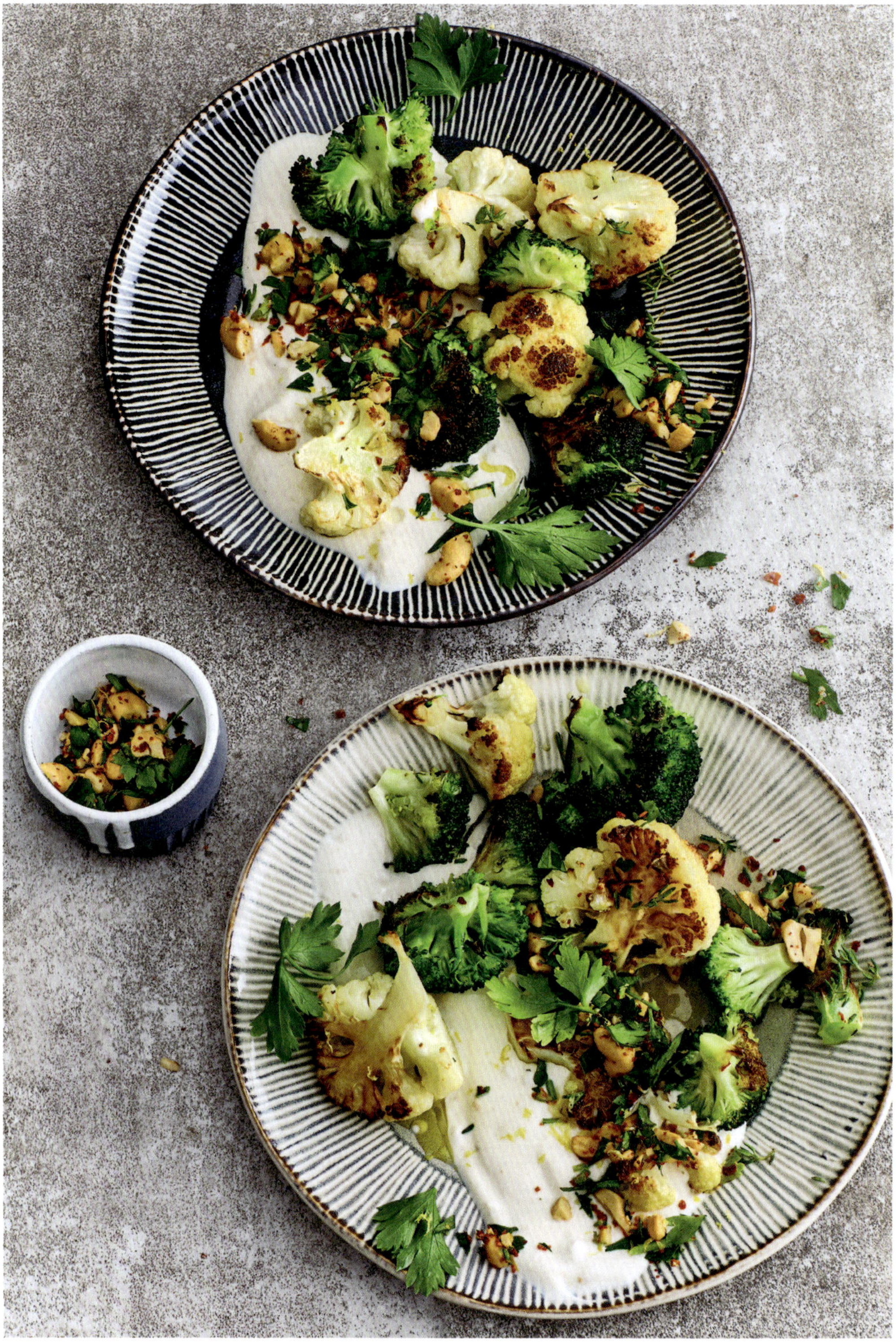

Röstgemüse mit Whipped Feta

Für 2 Portionen | Zubereitung ca. 35 Min.

350 g Blumenkohlröschen
350 g Brokkoliröschen
5 Stiele Thymian
2 EL Olivenöl
Salz
Pfeffer aus der Mühle
150 g Feta
50 g griech. Joghurt (5 % Fett)
1½ EL ungesüßtes Cashewmus
1–2 TL Zitronensaft
25 g Cashewkerne
½ Bund Petersilie
½ TL Chiliflocken
1 TL abgeriebene Bio-Zitronenschale

Pro Portion ca. 520 kcal, 30 g EW, 36 g F, 18 g KH

vegetarisch • vegetarisch •

1. Backofen auf 225 °C (Ober-/Unterhitze; 200 °C Umluft) vorheizen. Das Gemüse waschen und gut abtropfen lassen. Die Röschen eventuell etwas kleiner schneiden. Thymian waschen, trocken schütteln, die Blättchen von den Stielen zupfen und hacken. 1 EL Öl mit der Hälfte des Thymians, etwas Salz und Pfeffer verrühren. Blumenkohl untermischen und auf einem mit Backpapier belegten Backblech verteilen, sodass die Röschen möglichst nicht übereinanderliegen. Im heißen Ofen etwa 10 Minuten backen.

2. Währenddessen übriges Öl (1 EL) mit übrigem Thymian, etwas Salz und Pfeffer verrühren und den Brokkoli untermischen. Nach Ende der Backzeit das Blech aus dem Ofen nehmen, Blumenkohlröschen wenden. Den Brokkoli ebenfalls auf dem Blech verteilen und alles weitere 15 Minuten garen. Dabei nach der Hälfte der Backzeit den Brokkoli wenden.

3. Inzwischen für den Whipped Feta den Feta zerbröckeln, mit Joghurt, Cashewmus, Zitronensaft und etwa 1 EL kaltem Wasser in einen Blitzhacker oder Mixer geben und etwa 4 Minuten mixen, bis eine cremige Masse entstanden ist. Mit Pfeffer abschmecken.

4. Die Cashewkerne in einer Pfanne ohne Fett rösten, bis sie duften. Herausnehmen und grob hacken. Petersilie waschen, trocken schütteln, die Blätter von den Stielen zupfen und hacken. Mit Cashewkernen, Chiliflocken und Zitronenschale mischen.

5. Whipped Feta auf zwei Teller streichen und das Gemüse darauf anrichten. Mit Cashew-Mix bestreuen und servieren.

Kohlsteaks mit Gemüsestampf

Für 2 Portionen | Zubereitung ca. 40 Min.

½ Weißkohl (ca. 600 g)
1 Knoblauchzehe
1 TL getr. Oregano
3 EL Olivenöl
Salz
Pfeffer aus der Mühle
40 g frisch geriebener Pecorino
300 g Knollensellerie
1 EL Zitronensaft
250 g Möhren
250 g Magerquark
1 TL Nussöl
1 Bund glatte Petersilie
4 TL Crème légère
frisch geriebene Muskatnuss

Pro Portion ca. 510 kcal, 30 g EW, 29 g F, 30 g KH

vegetarisch • vegetarisch •

1. Den Backofen auf 200 °C (Ober-/Unterhitze; 180 °C Umluft) vorheizen. Ein Backblech mit Backpapier auslegen. Den Kohlkopf waschen, äußere unansehnliche Blätter entfernen, den Strunk unten gerade abschneiden. Den Kohlkopf längs in etwa 1½ cm dicke Scheiben schneiden, sodass die Blätter möglichst nicht auseinanderfallen.

2. Den Knoblauch schälen und in ein Schälchen pressen. Oregano und Öl dazugeben, mit Salz und Pfeffer würzen und gut verrühren. Kohlscheiben beidseitig damit bepinseln und auf das Blech legen. Im heißen Ofen 25 bis 30 Minuten backen, bis der Kohl gebräunt und schön weich ist, dabei etwa 10 Minuten vor Backzeitende mit Pecorino bestreuen und zurück in den Ofen schieben.

3. Inzwischen den Sellerie putzen, schälen und in etwa 1 cm große Würfel schneiden. Dann mit Zitronensaft mischen. Möhren putzen, schälen und in etwa 1 cm große Stücke schneiden. Anschließend in einem Topf mit Wasser bedecken, salzen, aufkochen und 15 bis 20 Minuten garen, bis das Gemüse weich ist.

4. Den Quark mit Nussöl glatt rühren und mit Salz abschmecken. Die Petersilie waschen, trocken schütteln, die Blätter von den Stielen zupfen und hacken. Unter den Quark heben.

5. Das Gemüse abgießen, dabei etwas Kochwasser auffangen und abtropfen lassen. Gemüse mit Crème légère leicht stückig pürieren. Mit Salz, Pfeffer und Muskat abschmecken. Kohlsteaks mit Püree auf Tellern anrichten und mit dem Kräuterquark servieren.

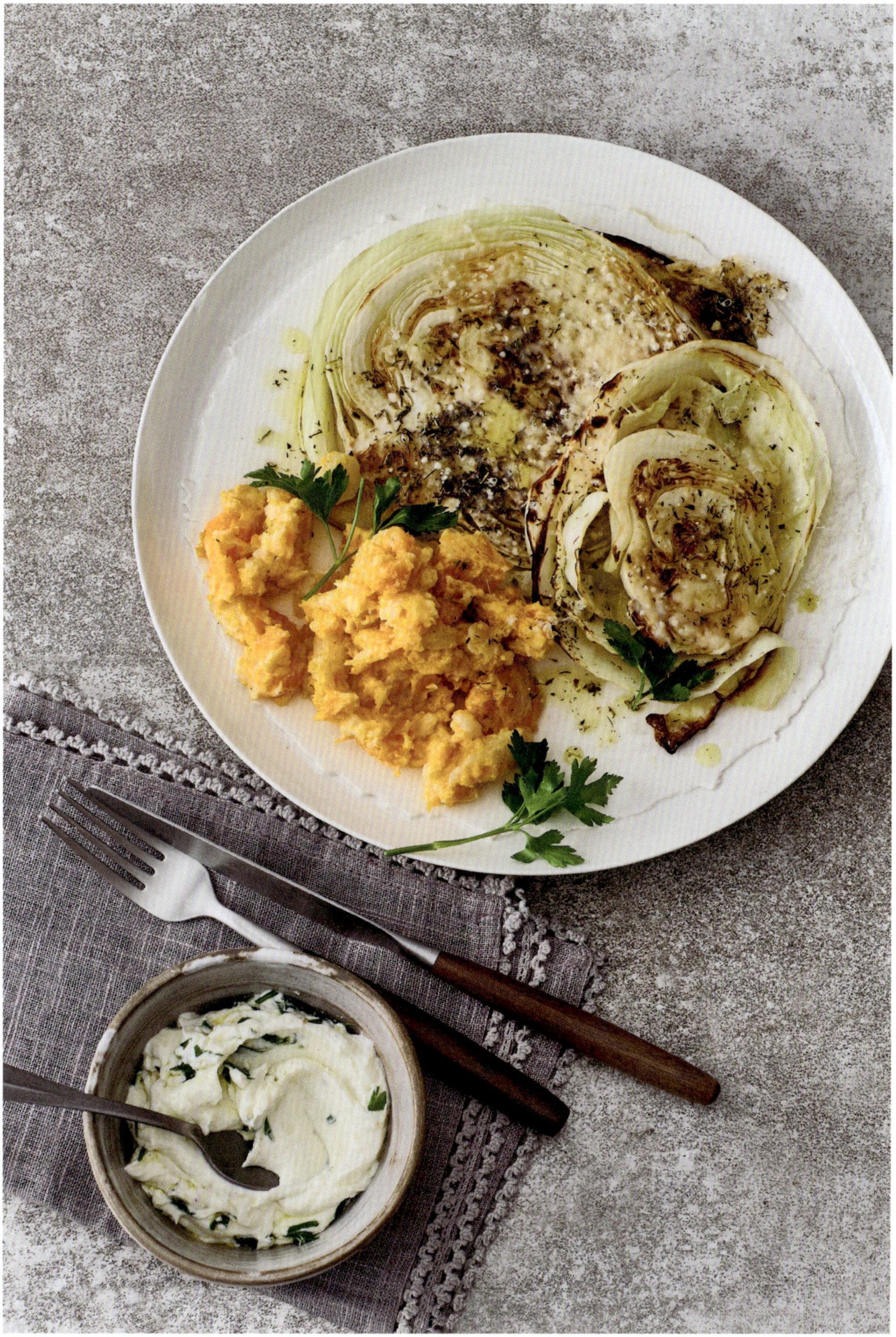

Topinambur-Rösti mit Sauerkrautsalat

Für 2 Portionen | Zubereitung ca. 30 Min.

250 g Topinambur
250 g Möhren
2 Eier (Größe M)
2 TL Dijon-Senf
30 g gemahlene Flohsamenschalen
Salz
Pfeffer aus der Mühle
3 TL Rapsöl
500 g frisches Sauerkraut (aus dem Bio-Laden oder Reformhaus)
2 Frühlingszwiebeln
½ Apfel
200 g griech. Joghurt (5 % Fett)
2 EL Apfelessig
½ TL Currypulver
25 g geröstete Sojakerne
2 EL gehackte Petersilie

Pro Portion ca. 545 kcal, 35 g EW, 26 g F, 29 g KH

vegetarisch • vegetarisch •

1. Für die Rösti Topinambur und Möhren putzen, schälen und grob raspeln. Die Raspel etwas ausdrücken, dann mit Eiern, Senf und Flohsamenschalen vermengen, kräftig mit Salz und Pfeffer würzen und kurz ziehen lassen.

2. In einer großen beschichteten Pfanne (ca. 26 cm Durchmesser) 1 TL Öl erhitzen. Die Röstimasse hineingeben und mit einem Pfannenwender fest zusammendrücken. Bei mittlerer Hitze etwa 10 Minuten braten. Zwischendrin die Masse am Rand etwas zusammenschieben.

3. Inzwischen für den Salat Sauerkraut in ein Sieb geben und gut abtropfen lassen. Frühlingszwiebeln putzen, waschen und in feine Ringe schneiden. Apfel schälen, entkernen und grob raspeln. Joghurt mit Essig, Curry und 1 TL Öl verrühren, mit Salz und Pfeffer abschmecken. Sauerkraut, Frühlingszwiebeln, Apfelraspel und Sojakerne unter das Dressing mischen.

4. Die Rösti mit einem Pfannenwender vorsichtig vom Pfannenrand lösen. Einen großen, flachen Topfdeckel auf die Pfanne legen, die Pfanne schwungvoll umdrehen, sodass die Rösti auf dem Deckel liegt. 1 TL Öl in die Pfanne geben, Rösti vorsichtig vom Deckel in die Pfanne gleiten lassen und weitere 5 Minuten braten. Rösti in Viertel schneiden und mit dem Sauerkrautsalat anrichten. Mit Petersilie bestreut servieren.

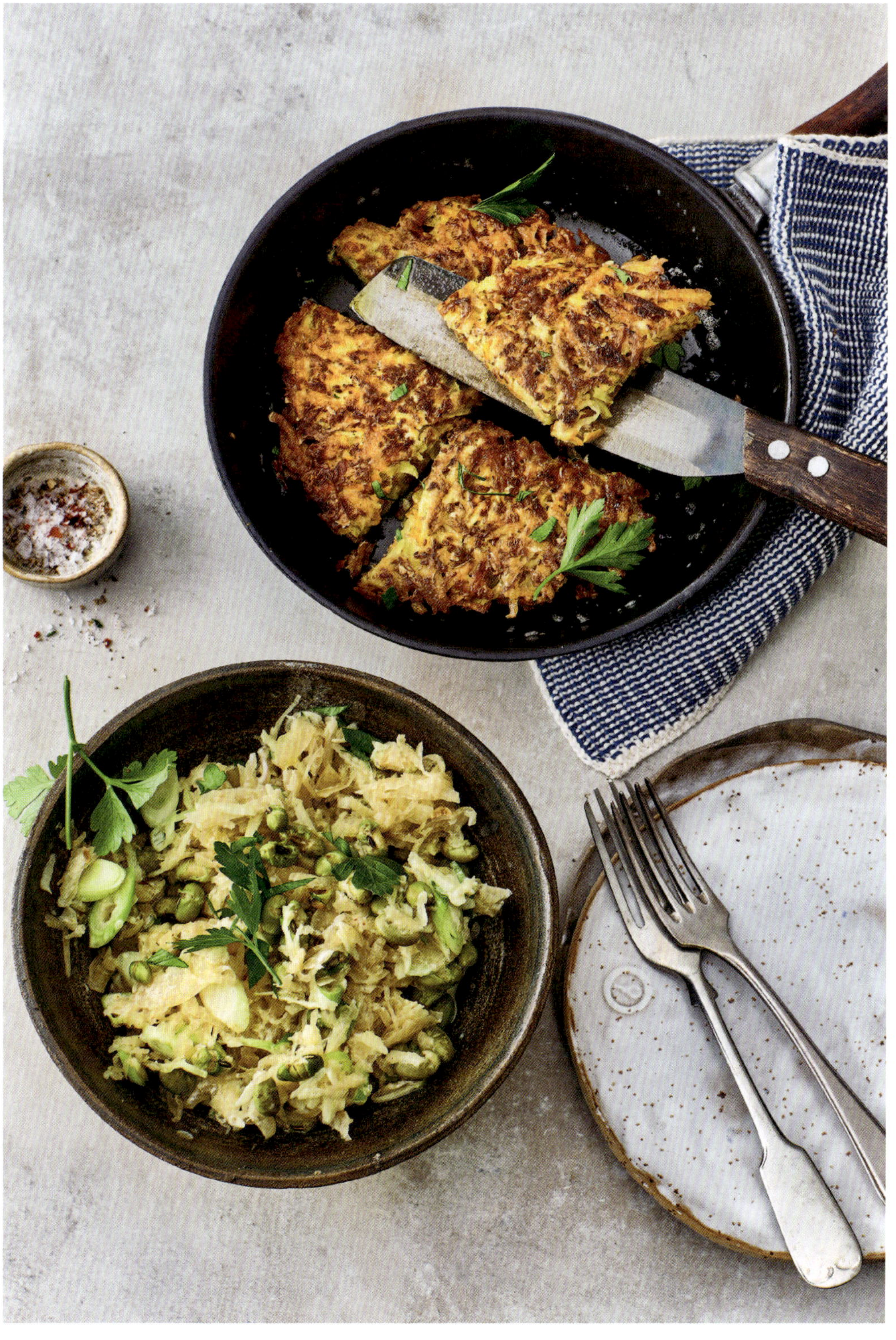

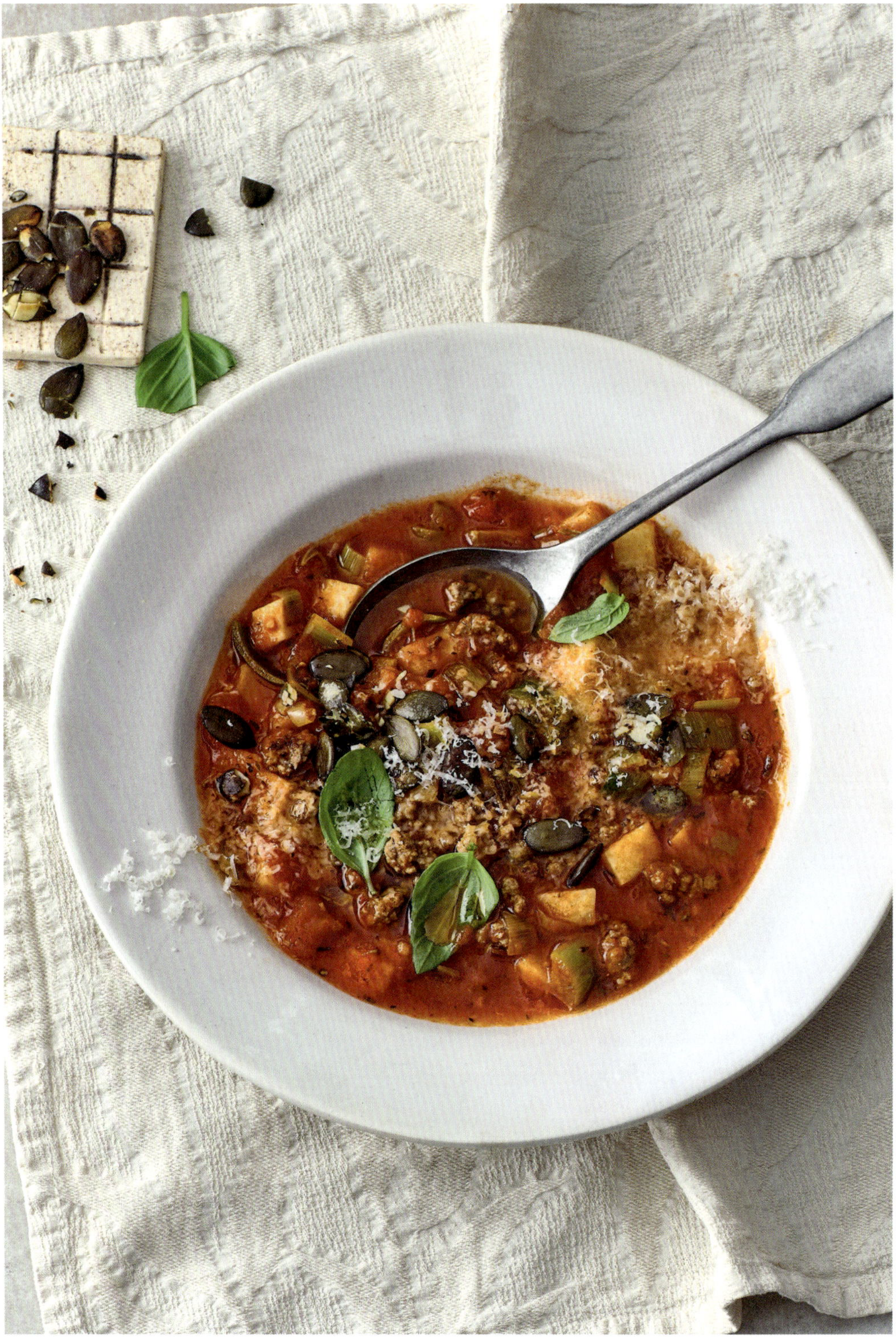

Gemüse-Hack-Suppe mit Kürbiskernen

Für 2 Portionen | Zubereitung: ca. 25 Min.

1 kleine Stange Lauch
2 Möhren (ca. 200 g)
200 g Knollensellerie
1 EL Olivenöl
300 g mageres Rinderhackfleisch
Salz
Pfeffer aus der Mühle
1 TL edelsüßes Paprikapulver
1 TL getr. Oregano
1 EL Tomatenmark
1 Dose stückige Tomaten (400 g)
350 ml hefefreie Bio-Gemüsebrühe
25 g Pecorino
2 EL Kürbiskerne
einige Basilikumblättchen zum Garnieren

Pro Portion ca. 510 kcal, 49 g EW, 23 g F, 25 g KH

1. Den Lauch putzen, waschen, der Länge nach halbieren und in feine Scheiben schneiden. Möhren putzen, und schälen, Sellerie putzen, waschen und beides in kleine Würfel schneiden.

2. Das Öl in einem Topf erhitzen. Das Hack darin unter Wenden krümelig anbraten. Das vorbereitete Gemüse dazugeben und weitere 2 bis 3 Minuten braten. Mit Salz, Pfeffer, Paprika und Oregano würzen.

3. Tomatenmark einrühren und kurz anschwitzen. Die Tomaten und Brühe dazugießen, alles aufkochen und etwa 15 Minuten köcheln lassen. Dabei ab und zu umrühren.

4. Inzwischen den Pecorino fein reiben. Die Kürbiskerne in einer Pfanne ohne Fett rösten, bis sie duften, sofort herausnehmen. Die Suppe mit Salz und Pfeffer abschmecken. In Suppenschalen oder tiefen Tellern anrichten und mit Pecorino und Kürbiskernen bestreuen. Mit Basilikum garnieren und servieren.

Thai-Currysuppe mit Hähnchenspieß

Für 2 Portionen | Zubereitung ca. 25 Min.

4 Frühlingszwiebeln
20 g frischer Ingwer
400 g Pilze (z. B. braune Champignons oder Shiitakepilze)
2 EL Rapsöl
ca. 2 TL grüne Thai-Currypaste (je nach gewünschter Schärfe und Schärfegrad der Paste)
700 ml hefefreie Bio-Gemüsebrühe
200 g grüne TK-Bohnen
300 g Hähnchenbrustfilet
Salz
Pfeffer aus der Mühle
100 ml ungesüßte Kokosmilch
2 EL Sojasauce
2–3 TL Limettensaft
2 EL gehacktes Koriandergrün

Pro Portion ca. 510 kcal, 48 g EW, 28 g F, 15 g KH

1. Die Frühlingszwiebeln putzen, waschen und fein schneiden. Etwas Grün zum Garnieren zur Seite legen. Den Ingwer schälen und in dünne Scheiben schneiden. Die Pilze putzen, falls nötig, trocken abreiben und je nach Größe halbieren oder vierteln.

2. In einem Topf 1 EL Öl erhitzen. Frühlingszwiebeln und Pilze darin unter Rühren 2 bis 3 Minuten anbraten. Die Currypaste einrühren und kurz anschwitzen. Die Brühe dazugießen, Ingwer und gefrorene Bohnen dazugeben, aufkochen und alles etwa 12 Minuten köcheln lassen.

3. Inzwischen das Fleisch trocken tupfen und längs in etwa 2 cm breite Streifen schneiden. In Wellenform auf 6 bis 8 Holzspieße stecken, mit Salz und Pfeffer würzen. 1 EL Öl in einer beschichteten Pfanne erhitzen. Die Spieße darin unter Wenden etwa 6 Minuten anbraten.

4. Die Kokosmilch zur Suppe geben, mit Sojasauce und Limettensaft abschmecken. Die Suppe in Schalen anrichten und mit Koriander bestreuen. Je einen Hähnchenspieß darüberlegen. Übrige Spieße extra dazu servieren.

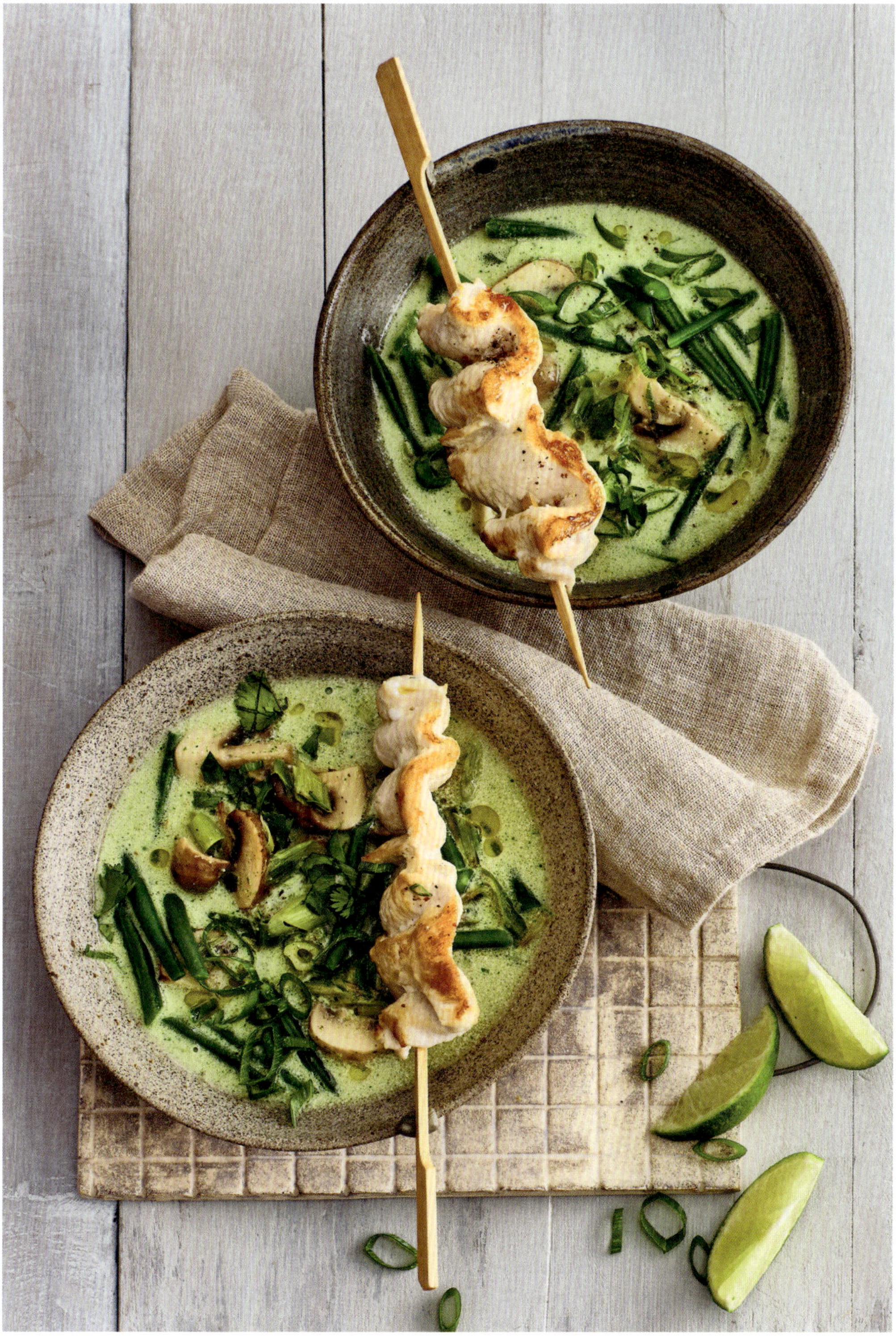

Tomatensuppe mit Ricottabällchen

Für 2 Portionen | Zubereitung ca. 30 Min.

1 Zwiebel
1 Knoblauchzehe
200 g Knollensellerie
1 EL Olivenöl
1 TL getr. Oregano
1 Dose stückige Tomaten (400 g)
Salz
Pfeffer aus der Mühle
¼ TL Chilipulver
4 Stiele Basilikum
200 g Ricotta
1 Eigelb
2 EL Vollkorn-Dinkelmehl
30 g geschälte Hanfsamen
1 EL Crème fraîche
30 g geriebener Pecorino zum Bestreuen

Pro Portion ca. 535 kcal, 27 g EW, 39 g F, 19 g KH

vegetarisch • vegetarisch •

1. Zwiebel und Knoblauch schälen und würfeln. Sellerie schälen und grob würfeln.

2. Das Öl in einem Topf erhitzen. Zwiebel und Knoblauch darin andünsten. Den Sellerie dazugeben und unter Rühren 2 bis 3 Minuten anbraten. Dann Oregano unterrühren. Tomaten und 200 ml Wasser dazugeben. Mit Salz, Pfeffer und etwas Chilipulver würzen, aufkochen und etwa 20 Minuten köcheln lassen.

3. Inzwischen für die Ricottabällchen reichlich Salzwasser in einem weiten Topf aufkochen. Die Hitze reduzieren, sodass das Wasser nur noch leicht siedet.

4. Das Basilikum waschen, trocken schütteln, die Blätter von den Stielen zupfen. Ricotta mit Eigelb, Basilikum, bis auf einige Blättchen zum Garnieren, Mehl und ½ TL Salz pürieren. Die Masse mithilfe von zwei Teelöffeln abstechen, zu Bällchen formen und ins Wasser gleiten lassen. Etwa 10 Minuten bei schwacher Hitze gar ziehen lassen.

5. Die Suppe vom Herd nehmen, Hanfsamen und Crème fraîche dazugeben und alles fein pürieren. Mit Salz und Pfeffer abschmecken. Ricottabällchen mit einem Schaumlöffel aus dem Wasser heben, gut abtropfen lassen. Die Suppe in Schalen anrichten, Ricottabällchen dazugeben. Mit Pecorino bestreuen und mit Basilikum garniert servieren.

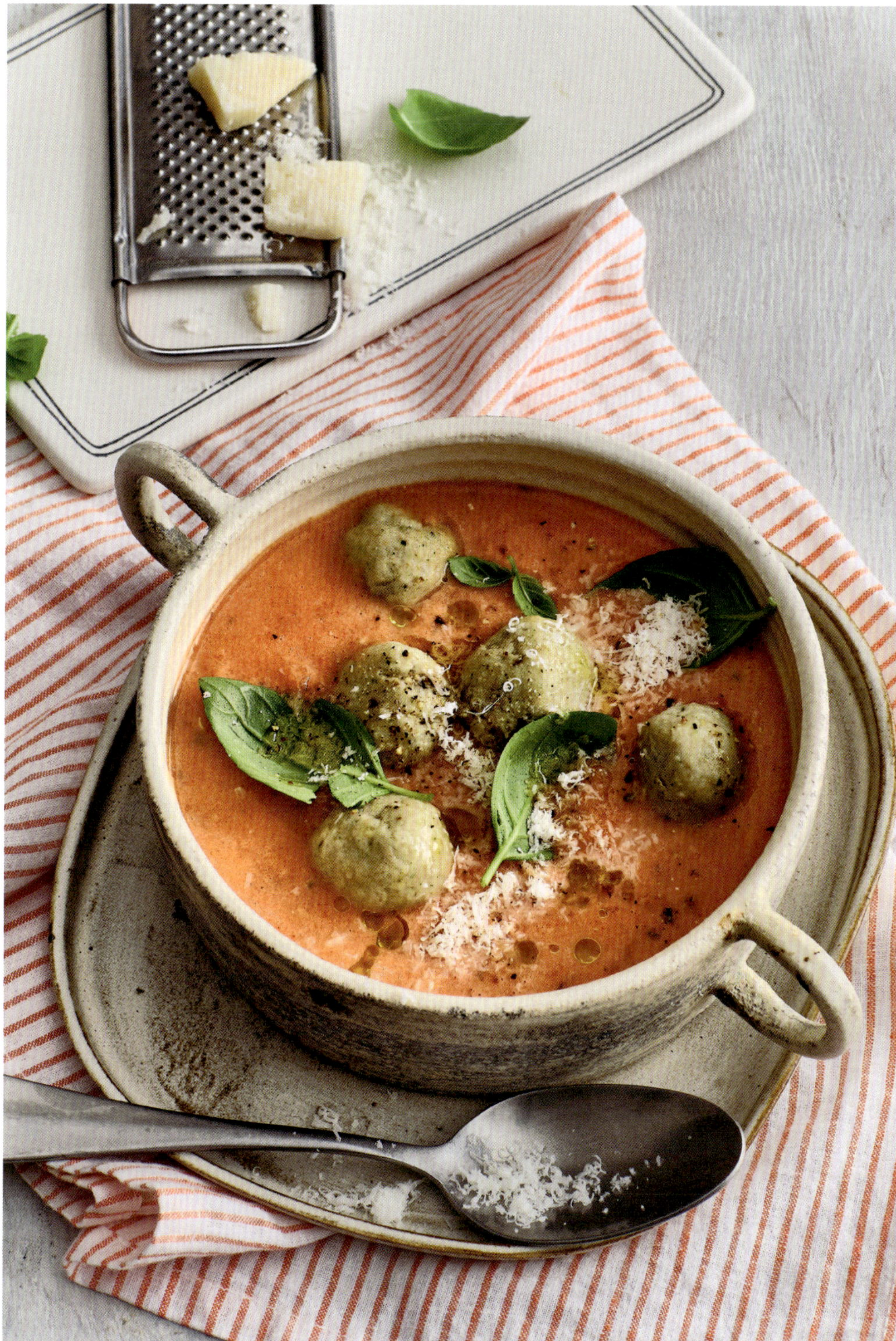

Ricotta-Auflauf mit Brokkoli

Für 2 Portionen | Zubereitung ca. 30 Min.

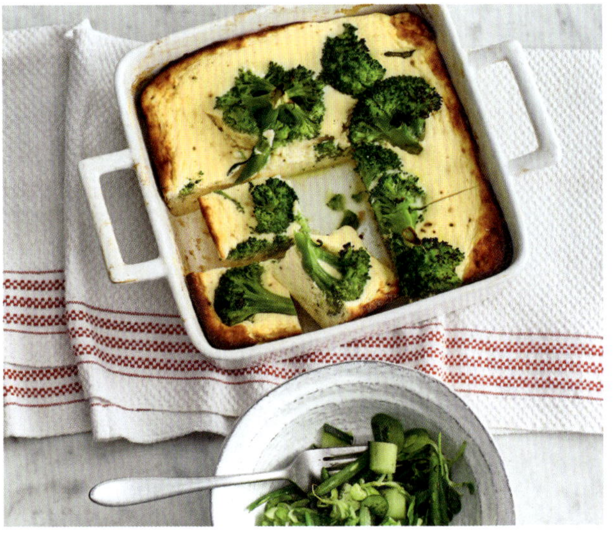

250 g Ricotta
250 g Magerquark
50 g geriebener Pecorino
4 Eier (Größe M)
Salz
Pfeffer aus der Mühle
frisch geriebene Muskatnuss
300 g TK-Brokkoliröschen
Fett für die Form

Pro Portion ca. 630 kcal,
58 g EW, 39 g F, 10 g KH

vegetarisch • vegetarisch •

1. Den Backofen auf 200 °C (Ober-/Unterhitze; 180 °C Umluft) vorheizen. Ricotta, Quark, Pecorino und Eier glatt rühren. Mit Salz, Pfeffer und etwas Muskat würzen.

2. Eine flache Auflaufform (ca. 22 x 30 cm) dünn einfetten. Die Ricottamasse einfüllen und glatt streichen. Gefrorene Brokkoliröschen gleichmäßig darauf verteilen und leicht eindrücken. Im heißen Ofen 20 bis 25 Minuten backen.

3. Den Auflauf aus dem Ofen nehmen, kurz abkühlen lassen und in Stücke schneiden. Dazu passt ein grüner Salat.

Räucherlachs-Kresse-Omelett

Für 2 Portionen | Zubereitung ca. 25 Min.

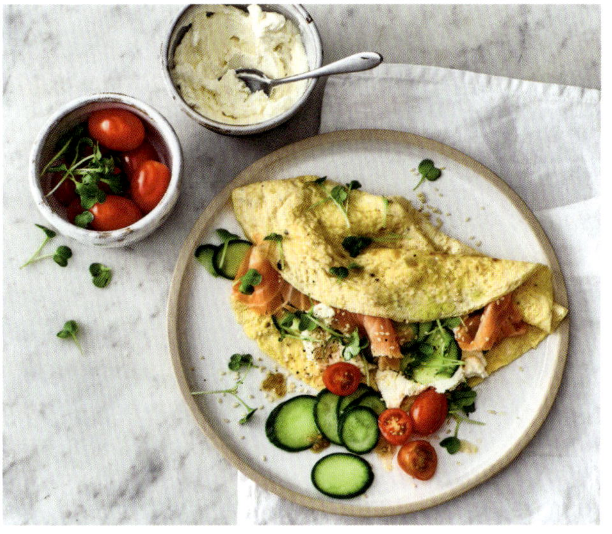

4 Eier (Größe M)
4 EL ungesüßter Sojadrink
Salz
Pfeffer aus der Mühle
2 TL Raps- oder Olivenöl
2 TL helle Sesamsamen
150 g Doppelrahmfrischkäse
1 TL geriebener Meerrettich (aus dem Glas)
½ Salatgurke
200 g Cocktailtomaten
150 g Räucherlachs in Scheiben
1 Beet Gartenkresse

Pro Portion ca. 645 kcal, 38 g EW, 51 g F, 8 g KH

1. Die Eier mit Sojadrink verquirlen und mit Salz und Pfeffer würzen. In einer kleinen beschichteten Pfanne (ca. 18 cm Durchmesser) 1 TL Öl erhitzen. Die Hälfte der Eiermasse hineingeben und durch Schwenken verteilen. Mit 1 TL Sesam bestreuen und 2 bis 3 Minuten braten. Wenden und 1 bis 2 Minuten weiterbraten. Herausnehmen und warm halten. Auf die gleiche Weise in 1 TL Öl ein weiteres Omelett mit Sesam backen.

2. Den Frischkäse mit Meerrettich glatt rühren, mit Salz und Pfeffer würzen. Die Gurke putzen, waschen und in Scheiben schneiden. Die Tomaten waschen. Die Omeletts mit der Frischkäsecreme bestreichen. Mit Räucherlachs belegen. Die Kresse vom Beet schneiden, waschen, trocken tupfen und darüberstreuen. Das Omelett zusammenklappen. Restliche Frischkäsecreme, Gurkenscheiben und Tomaten dazu servieren.

Blumenkohl-Bratreis mit Spiegelei

Für 2 Portionen | Zubereitung ca. 25 Minuten

500 g Blumenkohl
3 EL Rapsöl
½ TL Kurkumapulver
½ kleiner Chinakohl (ca. 400 g)
1 rote Spitzpaprika
3 Frühlingszwiebeln
250 g Champignons
1 walnussgroßes Stück Ingwer
1 Knoblauchzehe
Salz
Pfeffer aus der Mühle
4 Eier (Größe M)
2 TL geröstete Sesamsamen
2 EL gehackte Petersilie

Pro Portion ca. 490 kcal, 30 g EW, 33 g F, 17 g KH

vegetarisch • vegetarisch •

1. Den Blumenkohl waschen, abtropfen lassen und in Röschen teilen. In der Küchenmaschine oder mit einem großen Küchenmesser auf Reiskorngröße zerkleinern. Mit 2 EL Öl und Kurkuma in eine Schüssel geben und gut durchkneten.

2. Den Chinakohl putzen, in schmalen Streifen vom Strunk schneiden und waschen. Paprika putzen, waschen und in kleine Würfel schneiden. Frühlingszwiebeln putzen, waschen und in schmale Ringe schneiden. Die Pilze putzen, falls nötig, trocken abreiben und klein schneiden. Ingwer und Knoblauch schälen und fein würfeln.

3. Den Blumenkohl in einer beschichteten Pfanne unter Rühren etwa 3 Minuten bei starker Hitze anbraten. Vorbereitetes Gemüse, bis auf etwas Frühlingszwiebelgrün, dazugeben und unter Rühren etwa 3 Minuten kräftig braten. Mit Salz und Pfeffer würzen. Alles an den Pfannenrand schieben.

4. Die Eier in der Pfanne zu Spiegeleiern braten, mit Salz und Pfeffer würzen. Blumenkohlreis auf Tellern anrichten, je 2 Spiegeleier daraufgeben. Mit Frühlingszwiebelgrün, Sesam und Petersilie bestreuen und nach Belieben mit Chilisauce servieren.

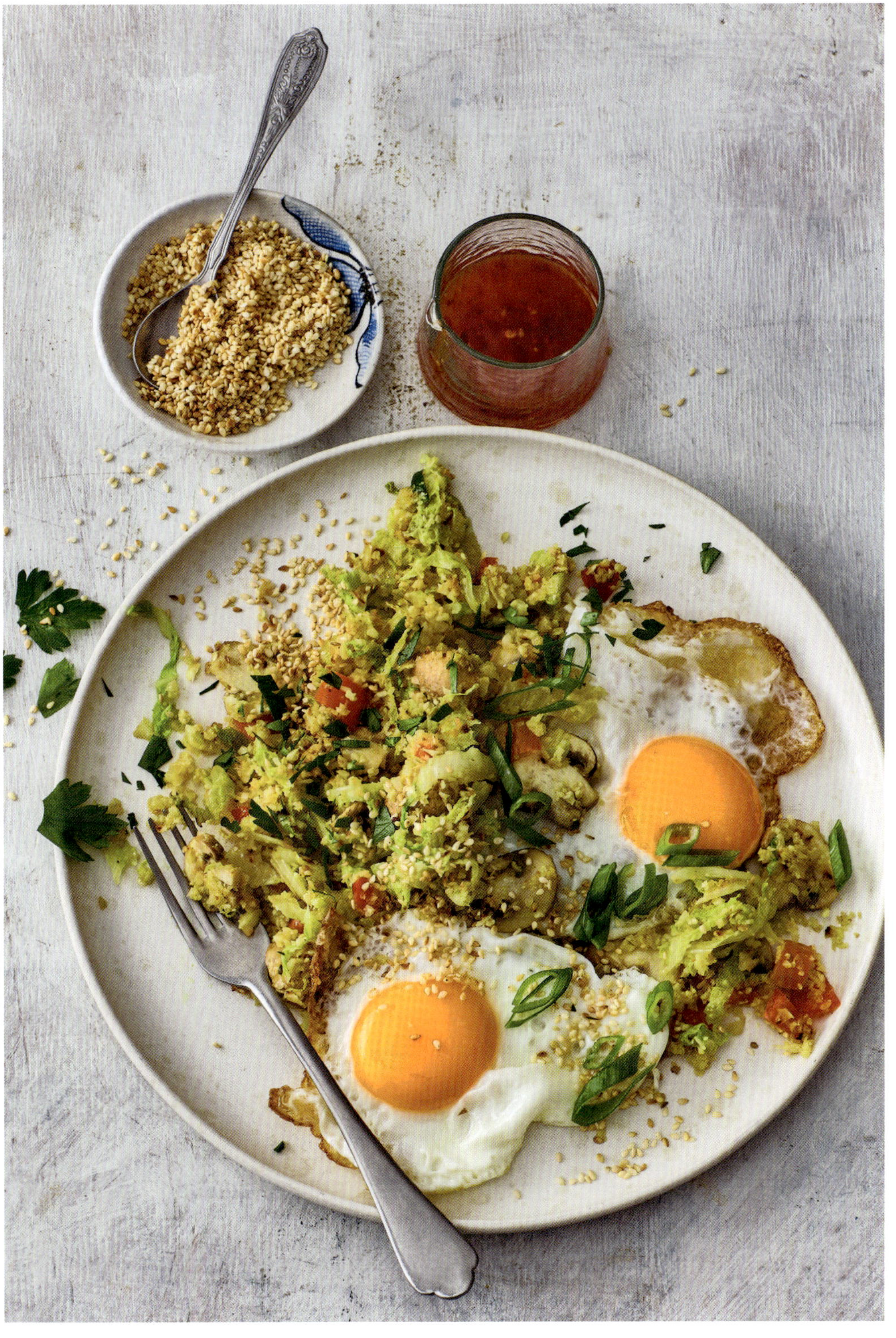

Lachs-Gemüse-Päckchen aus dem Ofen

Für 2 Portionen | Zubereitung ca. 30 Min.

1 Fenchelknolle (ca. 400 g)
1 rote Spitzpaprika
1 EL Olivenöl
Salz
Pfeffer aus der Mühle
300 g Lachsfilet
½ Bio-Zitrone
4 TL schwarze Oliven in Ringen (aus dem Glas)
2 EL grünes Pesto (aus dem Glas)

Pro Portion ca. 490 kcal, 35 g EW, 32 g F, 15 g KH

1. Backofen auf 200 °C (Ober-/Unterhitze; 180 °C Umluft) vorheizen. Das Gemüse putzen und waschen. Den Fenchel längs halbieren, den harten Strunk entfernen und den Fenchel in sehr schmale Scheiben schneiden oder hobeln. Die Paprika in schmale Streifen schneiden. Das Öl in einer beschichteten Pfanne erhitzen. Fenchel und Paprika darin unter Rühren 3 bis 4 Minuten braten. Mit Salz und Pfeffer würzen.

2. Den Lachs trocken tupfen und in 2 gleich große Stücke schneiden. Die Zitrone heiß waschen, trocken reiben und 4 dünne Scheiben abschneiden, den Rest zur Seite legen. Die Hälfte des Gemüses auf 2 Bögen Backpapier (je ca. 20 cm lang) verteilen. Je 1 Stück Lachs darauflegen, mit je 2 Zitronenscheiben belegen. Das restliche Gemüse und die Olivenringe darauf verteilen. Das Pesto in Klecksen darübergeben, mit etwas Salz würzen.

3. Das Backpapier über dem Lachs zusammenfalten und gut verschließen. Die Papierenden fest zusammendrehen. Die Fisch-Päckchen im heißen Ofen 12 bis 15 Minuten garen.

4. Die Lachs-Päckchen auf Tellern anrichten und vorsichtig öffnen. Nach Belieben noch mit etwas Zitronensaft beträufeln und servieren.

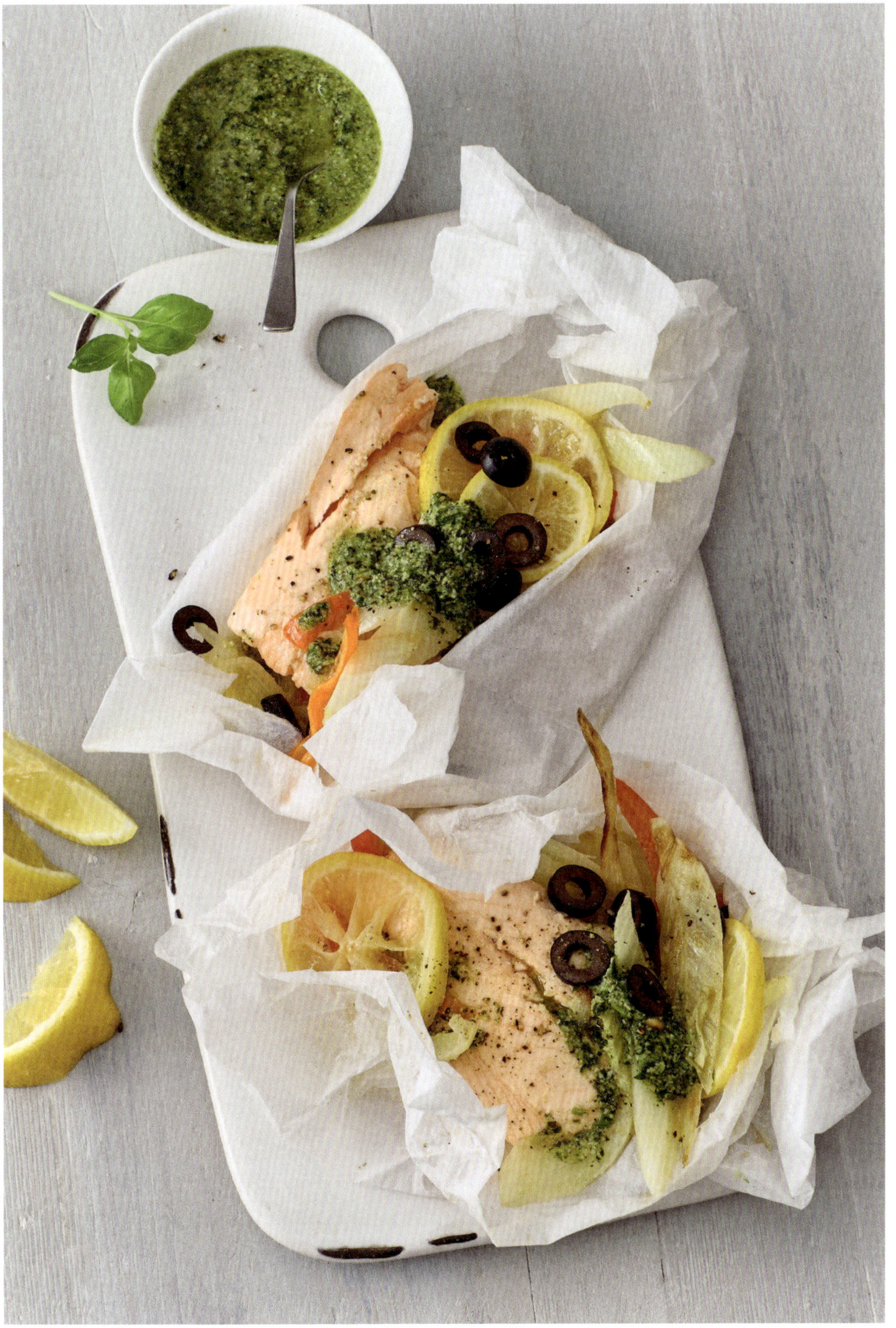

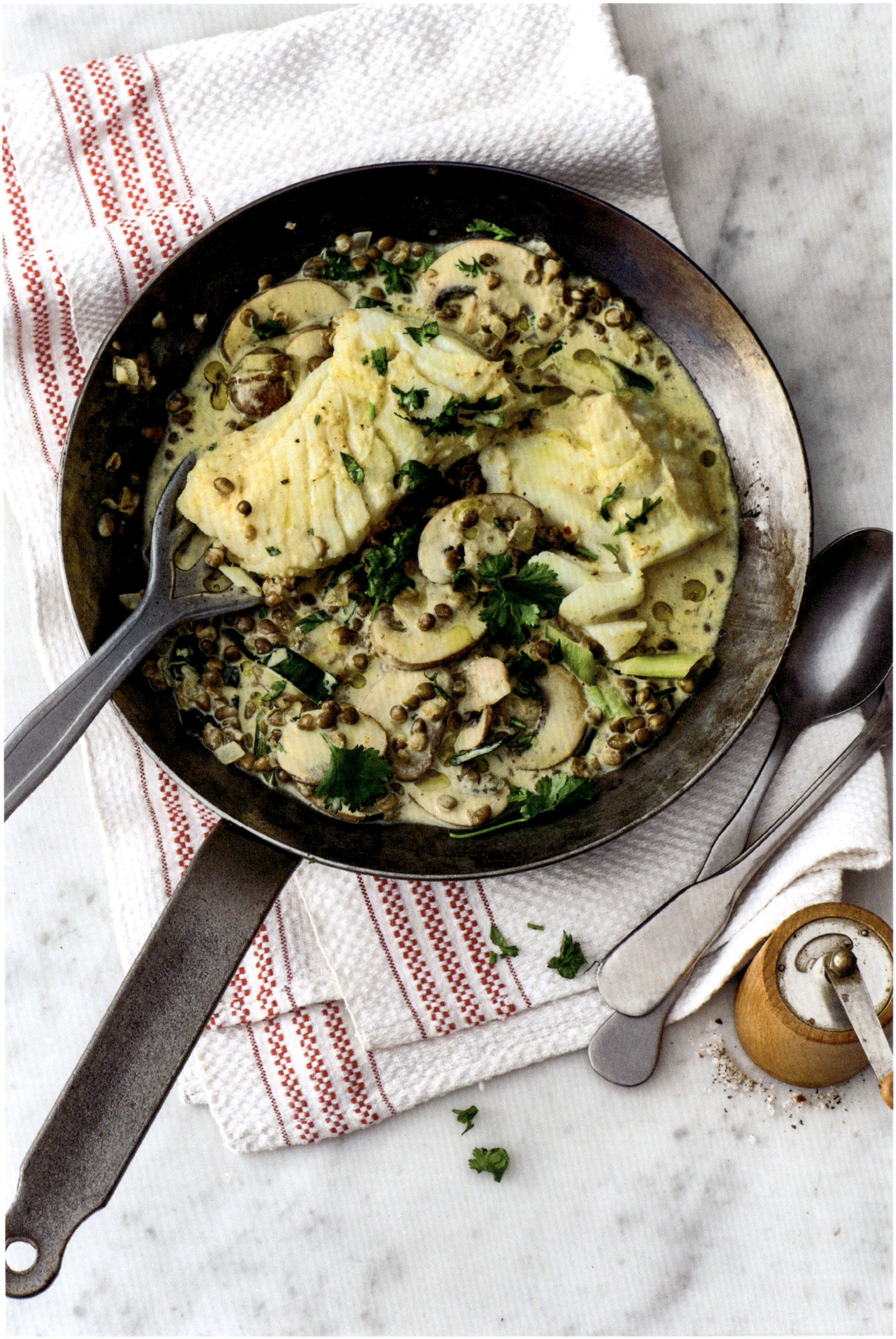

Fischpfanne mit Champignons und Linsen

Für 2 Portionen | Zubereitung ca. 25 Min.

400 g weißes Fischfilet (z. B. Kabeljau, Rotbarsch oder Seelachs)
2 EL Zitronensaft
Salz
Pfeffer aus der Mühle
500 g braune Champignons
1 mittelgroße Stange Lauch
1 Zwiebel
1 Dose braune Linsen (240 g Abtropfgewicht)
2 EL Olivenöl
1 TL Currypulver
200 ml hefefreie Bio-Gemüsebrühe
3 EL Crème légère
1 TL Dijon-Senf
2 EL gehacktes Koriandergrün

Pro Portion ca. 545 kcal, 53 g EW, 24 g F, 27 g KH

1. Den Fisch trocken tupfen und in 4 etwa gleich große Stücke schneiden, mit 1 EL Zitronensaft beträufeln, salzen und pfeffern. Die Pilze putzen, falls nötig, trocken abreiben, und in dünne Scheiben schneiden. Lauch putzen, waschen, längs halbieren und in dünne Scheiben schneiden. Die Zwiebel schälen und klein würfeln. Die Linsen in ein Sieb abgießen, kalt abspülen und abtropfen lassen.

2. Das Öl in einer beschichteten Pfanne erhitzen. Zwiebel und Lauch darin anbraten. Pilze dazugeben und unter Rühren etwa 5 Minuten kräftig anbraten. Mit Salz und Pfeffer würzen. Mit Curry bestäuben und kurz anschwitzen. Die Brühe angießen und alles etwa 5 Minuten köcheln lassen.

3. Crème légère und Senf unter das Gemüse rühren. Die Linsen dazugeben und untermischen. Mit Salz, Pfeffer und 1 bis 2 TL Zitronensaft abschmecken. Den Fisch so einlegen, dass er gut in Sauce und Gemüse liegt. Zugedeckt 8 bis 10 Minuten bei schwacher Hitze köcheln lassen. Dabei zwischendrin etwas Sauce über den Fisch schöpfen, sodass er gleichmäßig gart. Die Fischpfanne mit Koriander bestreut anrichten und servieren.

Sesam-Lachs mit Asia-Chinakohlsalat

Für 2 Portionen | Zubereitung ca. 25 Min.

300 g Chinakohl
2 Frühlingszwiebeln
1 Möhre
1 haselnussgroßes Stück Ingwer
50 g ungesüßtes Erdnussmus
3–4 TL Limettensaft
1 EL Sojasauce
1 TL rote Thai-Currypaste
½ TL Ahornsirup
300 g Lachsfilet
Salz
ca. 1 EL Wasabipaste (grüner japanischer Meerrettich)
ca. 20 g helle Sesamsamen
1 EL Rapsöl

Pro Portion ca. 590 kcal, 42 g EW, 40 g F, 14 g KH

1. Für den Salat Chinakohl putzen, in schmale Streifen schneiden und waschen. Frühlingszwiebeln putzen, waschen und in schmale Ringe schneiden. Möhre putzen, schälen und grob raspeln. Alles in einer Salatschüssel mischen.

2. Für das Dressing Ingwer schälen und grob schneiden. Mit Erdnussmus, Limettensaft, Sojasauce, Currypaste, Ahornsirup und 4–5 EL heißem Wasser im Blitzhacker oder Mixer cremig pürieren. Unter das Gemüse mischen und abgedeckt zur Seite stellen.

3. Den Lachs trocken tupfen und in 2 Stücke schneiden. Mit Salz würzen und auf einer Seite dünn mit Wasabi bestreichen. Sesam auf einen flachen Teller geben und den Lachs mit der bestrichenen Seite hineindrücken. Das Öl in einer beschichteten Pfanne erhitzen. Den Lachs darin zuerst auf der unbestrichenen Seite etwa 5 Minuten braten. Dann wenden und auf der Sesamseite weitere 2 bis 3 Minuten bei mittlerer Hitze braten. Den Lachs mit dem Salat servieren.

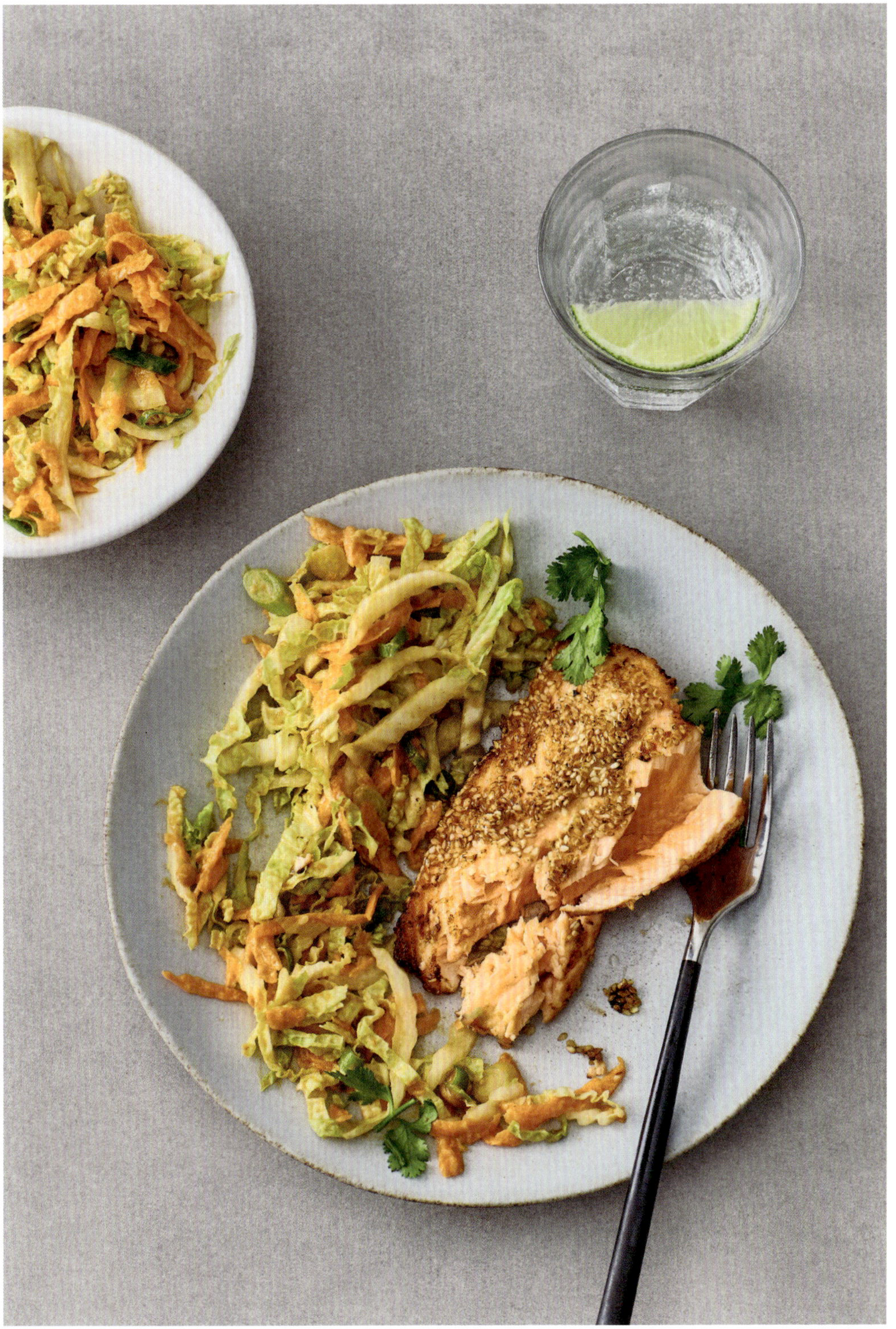

Bunte Hähnchenspieße mit Tsatsiki

Für 2 Portionen | Zubereitung ca. 25 Min.

300 g Hähnchenbrustfilet
½ kleine Aubergine
1 kleine rote Paprikaschote
1 EL Olivenöl
2 EL Zitronensaft
1 TL getr. Oregano
¼ TL edelsüßes Paprikapulver
Salz
Pfeffer aus der Mühle
½ Salatgurke
1 Knoblauchzehe
200 g griech. Joghurt (5 % Fett)

Pro Portion ca. 540 kcal, 44 g EW, 30 g F, 23 g KH

1. Für die Spieße das Fleisch trocken tupfen und in etwa 4 cm große Stücke schneiden. Die Aubergine putzen, waschen, längs halbieren und in etwa ½ cm breite Stücke schneiden. Die Paprika putzen, waschen und in etwa 4 cm große Würfel schneiden.

2. Das Öl mit 1 EL Zitronensaft, Oregano, Paprikapulver, Salz und Pfeffer verrühren. Fleisch und Gemüse dazugeben und alles gründlich mischen. Im Wechsel Fleisch und Gemüse auf 4 Holzspieße stecken. In einer heißen Grillpfanne unter Wenden 10 bis 12 Minuten anbraten.

3. Inzwischen für das Tsatsiki die Gurke putzen, schälen, halbieren, die Kerne mit einem Teelöffel herauskratzen und das Fruchtfleisch grob raspeln. Den Knoblauch schälen und fein würfeln. Joghurt mit 1 EL Zitronensaft und Knoblauch glatt rühren. Gurkenraspel dazugeben und untermischen. Mit Salz und Pfeffer abschmecken. Die Spieße mit Tsatsiki servieren.

Schon gewusst?

Griechischer Joghurt hat einen niedrigeren Wasseranteil als andere Joghurtsorten, was ihn nicht nur cremiger, sondern auch besonders eiweißreich macht. Er liefert pro 100 g fast 10 g Eiweiß und ist damit bestes Futter für starke Muskeln.

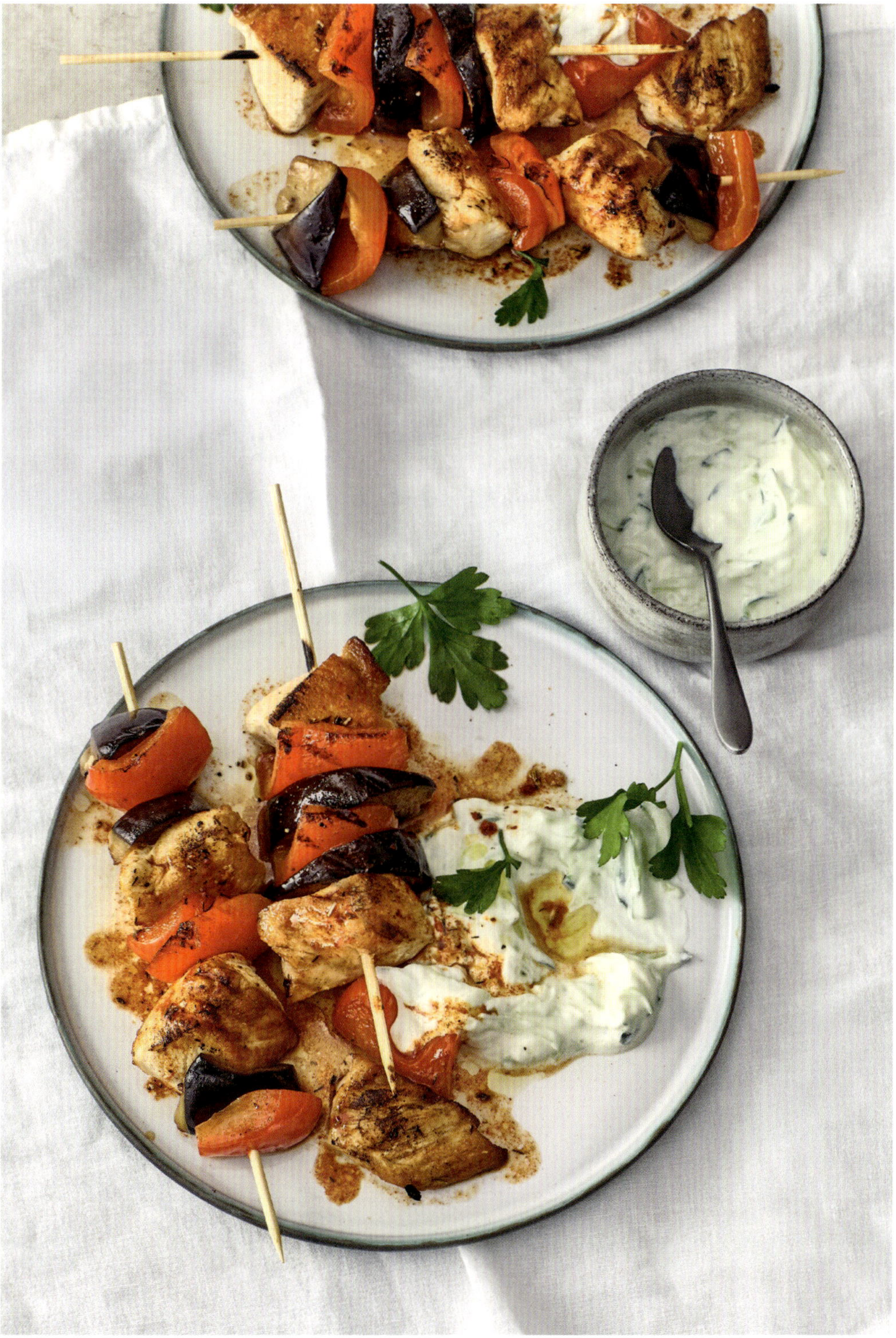

Steak mit Pilzen und Röst-Kohlrabi

Für 2 Portionen | Zubereitung ca. 30 Min.

3 Kohlrabi (ca. 800 g)
2 kleine Zwiebeln
3 EL Rapsöl
Salz
Pfeffer aus der Mühle
1 TL getr. Oregano
2 kleine magere Rumpsteaks (à ca. 150 g)
300 g Pilze (z. B. Austernpilze, Champignons, Shiitake)
5 Stiele Thymian
350 ml hefefreie Bio-Gemüsebrühe
½ Bund Petersilie
100 g Kochsahne (15 % Fett)

Pro Portion ca. 650 kcal, 63 g EW, 35 g F, 22 g KH

1. Den Kohlrabi schälen und in 1 bis 2 cm große Würfel schneiden. In einen Topf geben, knapp mit Wasser bedecken, aufkochen und etwa 2 Minuten zugedeckt garen. Anschließend abgießen, abtropfen lassen und mit Küchenpapier trocken tupfen. Die Zwiebeln schälen und fein würfeln. 1 EL Öl in einer beschichteten Pfanne erhitzen. Kohlrabiwürfel darin etwa 10 Minuten goldbraun anbraten, dabei ab und zu umrühren. Nach etwa 5 Minuten die Hälfte der Zwiebeln dazugeben und mitbraten. Mit Salz, Pfeffer und Oregano würzen.

2. Inzwischen die Steaks trocken tupfen, mit Salz und Pfeffer würzen. Die Pilze putzen, falls nötig, trocken abreiben und in schmale Streifen schneiden. Thymian waschen, trocken schütteln, die Blättchen von den Stielen zupfen und hacken.

3. 1 EL Öl in einer großen beschichteten Pfanne erhitzen. Die Steaks darin unter Wenden 5 bis 6 Minuten kräftig anbraten, herausnehmen und abgedeckt ruhen lassen. 1 EL Öl im Bratöl erhitzen. Die Pilze darin unter Rühren etwa 5 Minuten kräftig anbraten. Dabei am Ende die restlichen Zwiebeln und den Thymian dazugeben und kurz mitbraten. Mit Salz und Pfeffer würzen. Die Brühe angießen, aufkochen und etwa 8 Minuten köcheln lassen.

4. Die Petersilie waschen, trocken schütteln, die Blättchen abzupfen und hacken. Die Sahne zur Sauce geben, unterrühren, weitere 2 Minuten köcheln lassen. Mit Salz und Pfeffer abschmecken. Die Steaks mit Pilzsauce und Röst-Kohlrabi anrichten, mit Petersilie bestreuen und servieren.

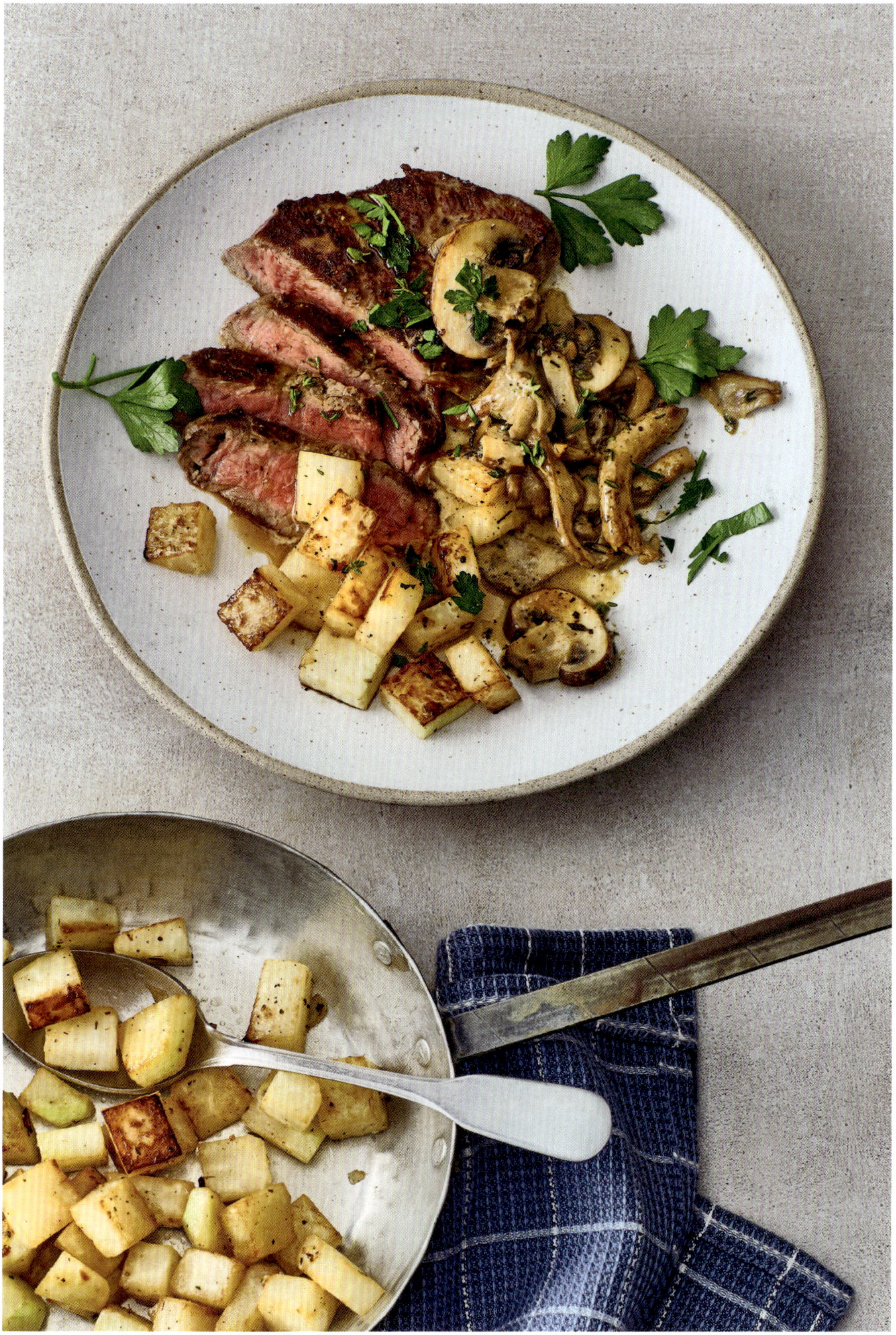

Hummus-Hähnchen mit Ofen-Aubergine

Für 2 Portionen | Zubereitung ca. 55 Min.

2 Auberginen (à ca. 300 g)
250 g Tomaten
½ Bund Petersilie
½ Bund Basilikum
1 Knoblauchzehe
½ Bio-Zitrone
3 EL Olivenöl
Salz
Pfeffer aus der Mühle
120 g Hummus (selbst gemacht oder Fertigprodukt)
100 g griech. Joghurt (5 % Fett)
1 TL Olivenöl
2 Hähnchenbrustfilets (à ca. 150 g)

Pro Portion ca. 575 kcal, 49 g EW, 35 g F, 22 g KH

1. Backofen auf 225 °C (Ober-/Unterhitze; 200 °C Umluft) vorheizen. Die Auberginen waschen, trocken reiben und quer dicht an dicht einschneiden, aber nicht durchschneiden. Tomaten waschen, trocken reiben und in Scheiben schneiden, dabei die Stielansätze entfernen. Die Kräuter waschen, trocken schütteln, die Blätter von den Stielen zupfen und, bis auf einige Basilikumblättchen für die Deko, fein hacken. Knoblauch schälen und fein hacken. Zitrone heiß waschen, trocken reiben und die Schale fein abreiben. Kräuter, Knoblauch und Zitronenschale mit Öl mischen, mit Salz und Pfeffer kräftig würzen.

2. Die Kräuterpaste in die Einschnitte der Auberginen streichen. Die Einschnitte mit Tomatenscheiben füllen. Die Auberginen in eine flache Auflaufform setzen. Mit etwas Würzpaste einpinseln und im heißen Ofen etwa 45 Minuten backen. Übrige Würzpaste aufbewahren.

3. Die Zitrone auspressen. Für den Dip 50 g Hummus mit dem Joghurt glatt rühren. Mit 1 bis 2 TL Zitronensaft, Salz und Pfeffer abschmecken. 1 TL Öl in einer beschichteten Pfanne erhitzen. Die Hähnchenbrustfilets trocken tupfen und darin pro Seite 3 bis 4 Minuten braten. Mit Salz und Pfeffer würzen.

4. Etwa 10 Minuten vor Ende der Garzeit das Blech aus dem Ofen nehmen. Hähnchenfilets neben den Auberginen auf das Blech legen und das restliche Hummus daraufstreichen. Alles im Ofen zu Ende garen. Übrige Würzpaste auf den Auberginen verteilen. Hummus-Hähnchen und Auberginen anrichten, mit übrigem Basilikum garnieren und servieren.

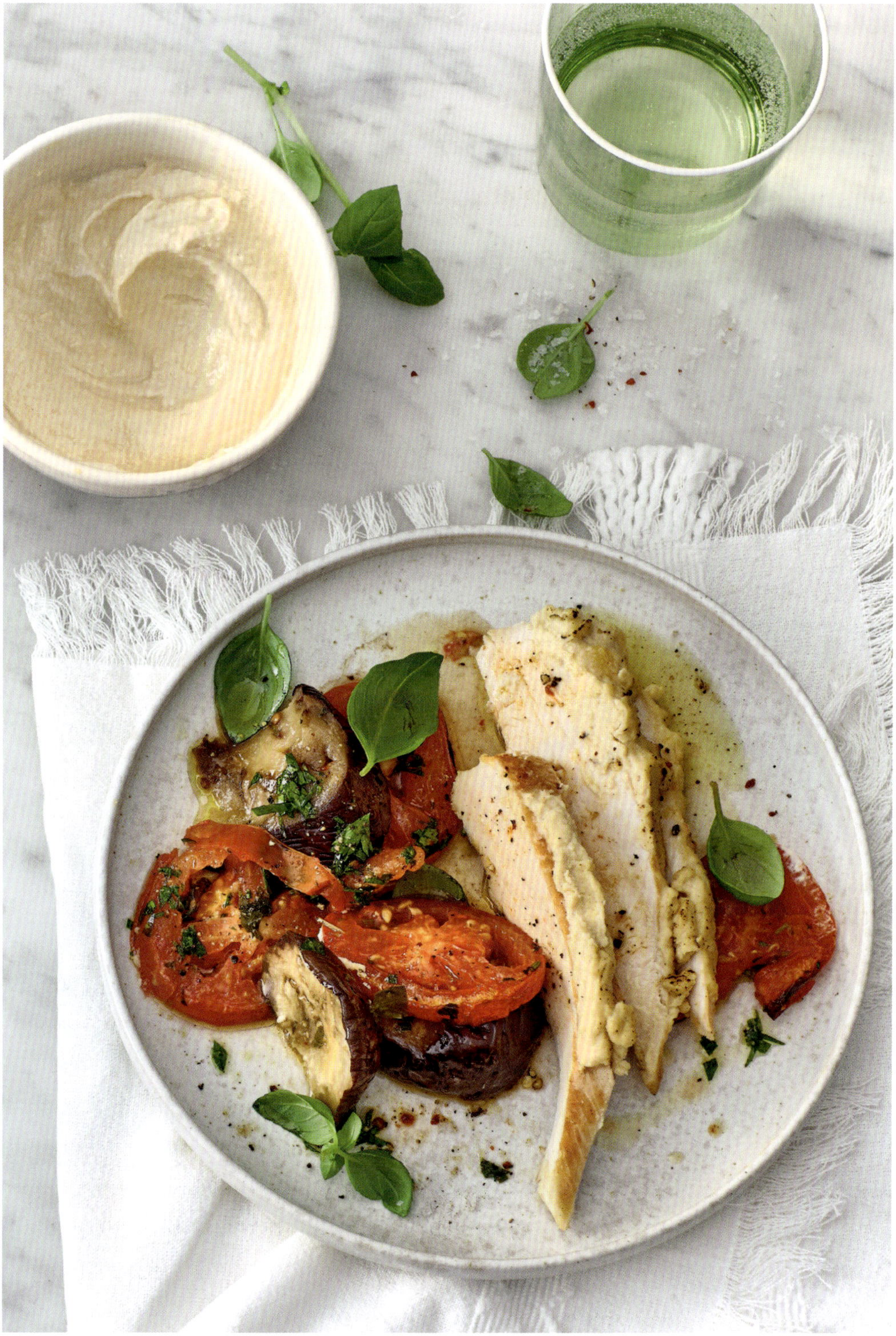

Hähnchenschnitzel mit Brokkoli-Taboulé

Für 2 Portionen | Zubereitung: ca. 20 Min.

500 g Brokkoli
3 EL Olivenöl
4 EL Zitronensaft
Salz
Pfeffer aus der Mühle
¼ TL gemahlener Kreuzkümmel
200 g Cocktailtomaten
½ Bund glatte Petersilie
5 Stiele Minze
40 g Mandelkerne mit Haut
2 kleine Hähnchenbrustfilets (à ca. 150 g)
3 Stiele Basilikum
1 Ei (Größe M)
1 EL Chiasamen
Zitronenspalten zum Servieren

Pro Portion ca. 585 kcal, 56 g EW, 32 g F, 16 g KH

1. Den Brokkoli waschen und trocken tupfen. Die Röschen möglichst weit oben vom Stiel schneiden und im Blitzhacker oder mit einem großen Messer in reiskorngroße Stücke zerteilen. Brokkolistiel schälen und in feine Scheiben schneiden oder hobeln.

2. In einer weiten Pfanne 1 EL Öl erhitzen. Brokkoli darin unter Rühren 3 bis 4 Minuten braten, dabei bei Bedarf 2 bis 3 EL Wasser dazugießen. Mit Zitronensaft ablöschen, mit Salz, Pfeffer und Kreuzkümmel würzen und in eine Schüssel umfüllen. Abkühlen lassen.

3. Die Tomaten waschen und vierteln. Die Kräuter waschen, trocken schütteln, die Blätter von den Stielen zupfen und fein hacken. Mandeln in einer Pfanne ohne Fett rösten, bis sie duften, herausnehmen und klein hacken. Alles unter den Brokkoli mischen. Das Taboulé mit Salz und Pfeffer abschmecken.

4. Für das Schnitzel die Hähnchenfilets trocken tupfen und nacheinander zwischen 2 Lagen Frischhaltefolie mit einem schweren Topf flach klopfen. Mit Salz und Pfeffer würzen. Basilikum waschen, trocken schütteln, die Blätter von den Stielen zupfen und mit dem Ei und etwas Salz im Mixer klein mixen, in einen tiefen Teller geben. Chiasamen auf einen Teller geben, die Schnitzel erst darin und dann im Basilikum-Ei wenden.

5. Das übrige Öl (2 EL) in einer beschichteten Pfanne erhitzen. Die Schnitzel darin etwa 8 Minuten braten, dabei einmal wenden. Mit dem Taboulé und Zitronenspalten servieren.

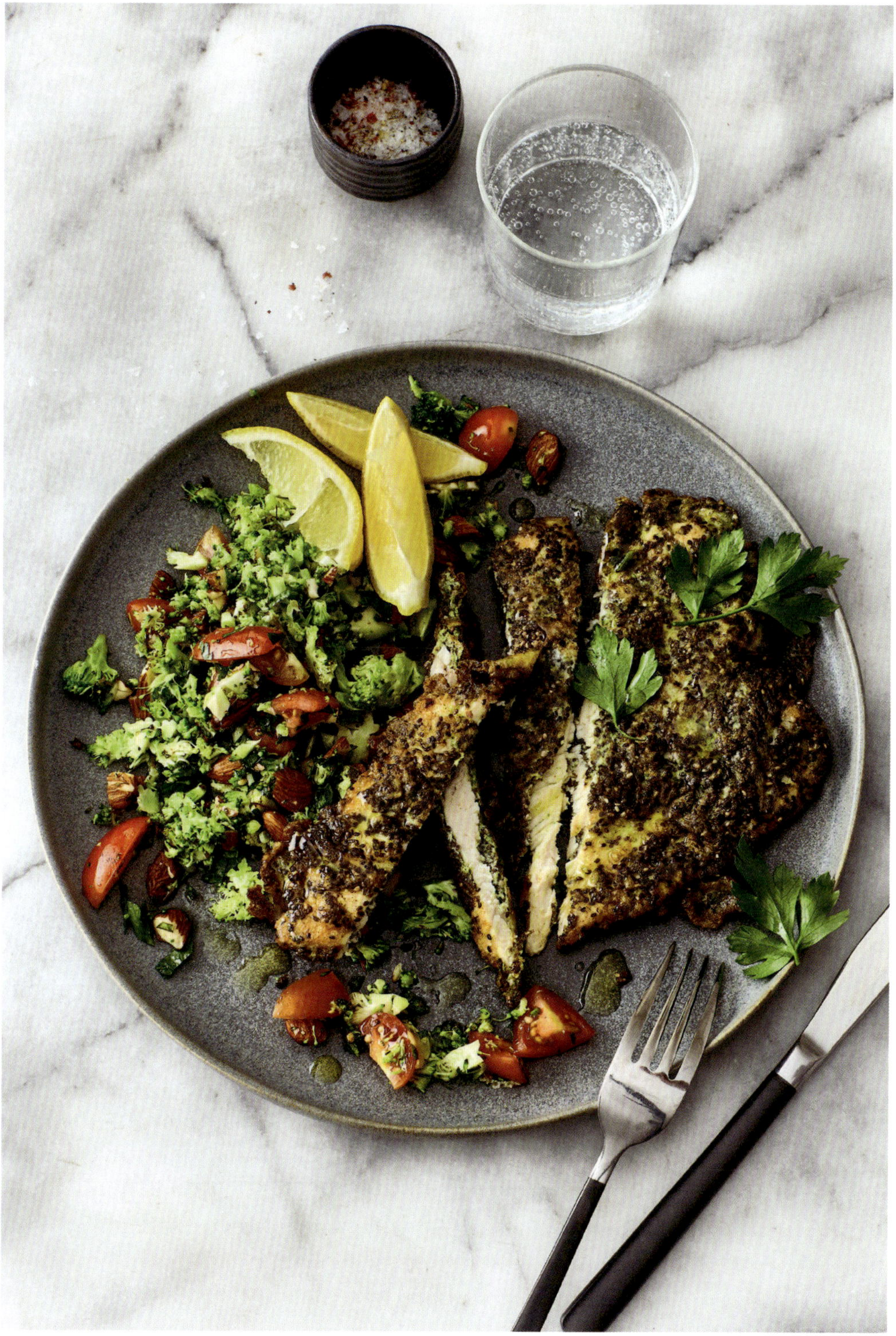

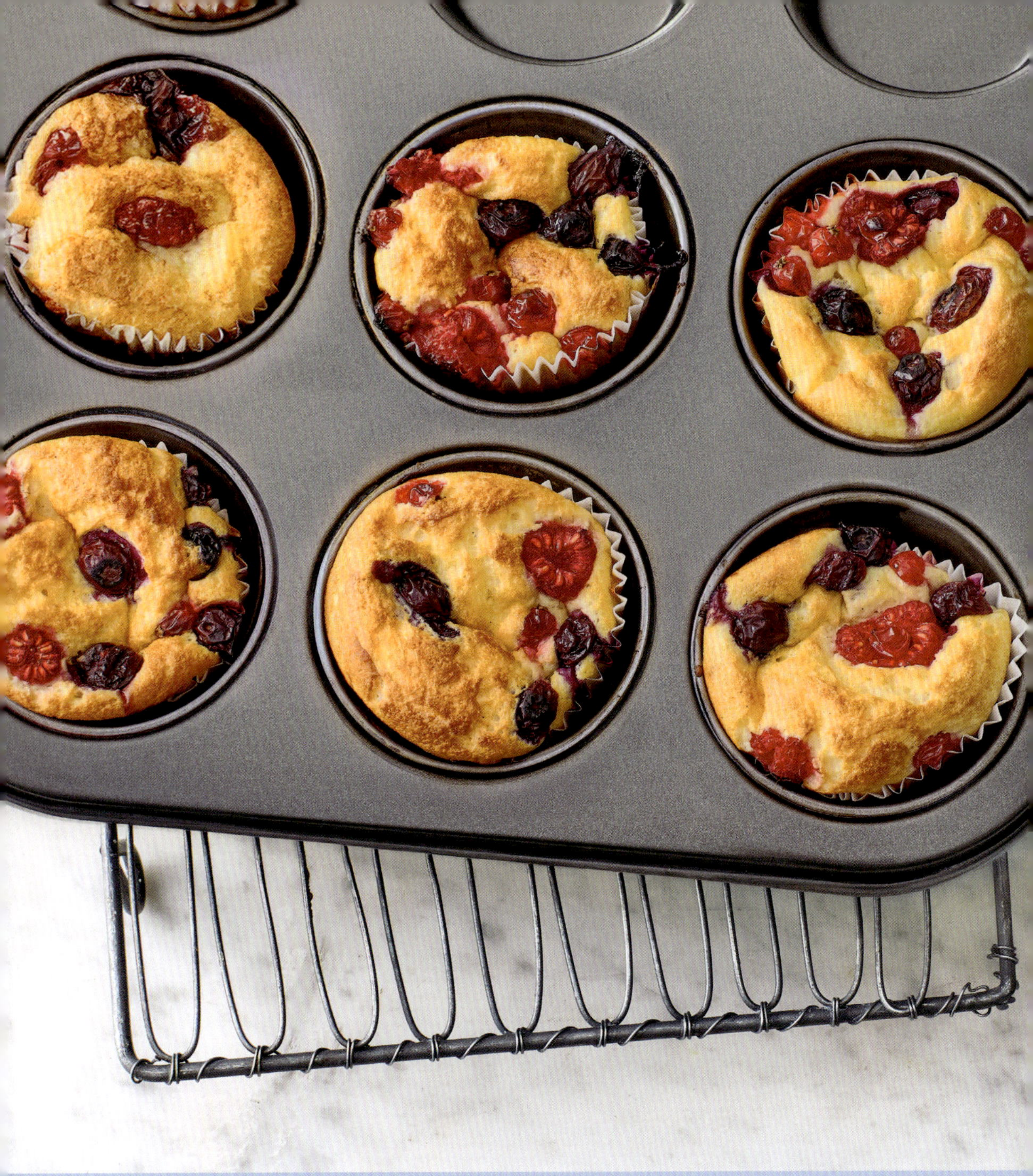

SÜSSES & SNACKS

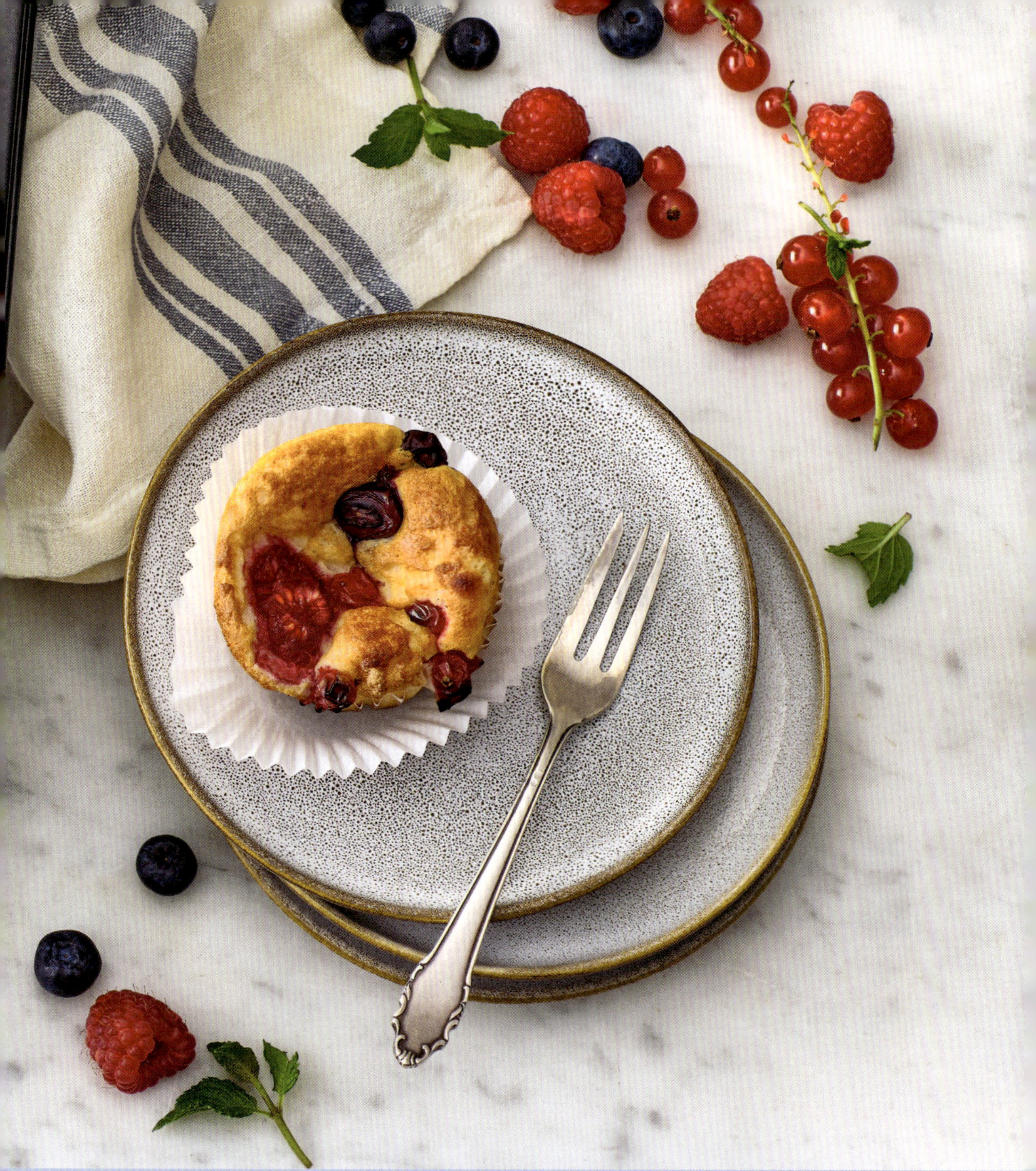

Der kleine Kick für zwischendurch in Form von Energy-Balls, Power-Riegeln oder Gemüse mit Dip. Sie sorgen dafür, dass der erhöhte Eiweißbedarf auf jeden Fall gedeckt wird und die Muskeln ausreichend Futter bekommen, um zu wachsen. Also, schnell zugreifen!

Chia-Joghurt mit Himbeeren

Für 2 Portionen | Zubereitung: ca. 15 Min. + Wartezeit

40 g Chiasamen
30 g geschälte Hanfsamen
400 g griech. Joghurt (5 % Fett)
½ TL natürlicher Vanilleextrakt
150 g Himbeeren (frisch oder TK)
1 TL Ahornsirup
1 Spritzer Zitronensaft

Pro Portion ca. 310 kcal, 23 g EW, 17 g F, 12 g KH

vegetarisch • vegetarisch •

1. Chiasamen und Hanfsamen mit dem Joghurt und dem Vanilleextrakt in einer Schüssel verrühren und etwa 10 Minuten quellen lassen.

2. Inzwischen die Himbeeren verlesen bzw. antauen lassen. Ahornsirup und Zitronensaft dazugeben und alles mit einer Gabel zerdrücken.

3. Chia-Joghurt erneut durchrühren, dann mit den zerdrückten Himbeeren abwechselnd in 2 Schraubgläser (à ca. 300 ml Inhalt) schichten. Dabei mit Himbeeren enden. Die Gläser verschließen und den Joghurt mindestens 2 Stunden, am besten über Nacht, im Kühlschrank quellen lassen. Vor dem Servieren nach Belieben mit Himbeeren und Minze garnieren.

Variante

Den Joghurt durch eine pflanzliche Joghurtalternative ersetzen und zusätzlich noch 1 EL veganes Proteinpulver untermischen.

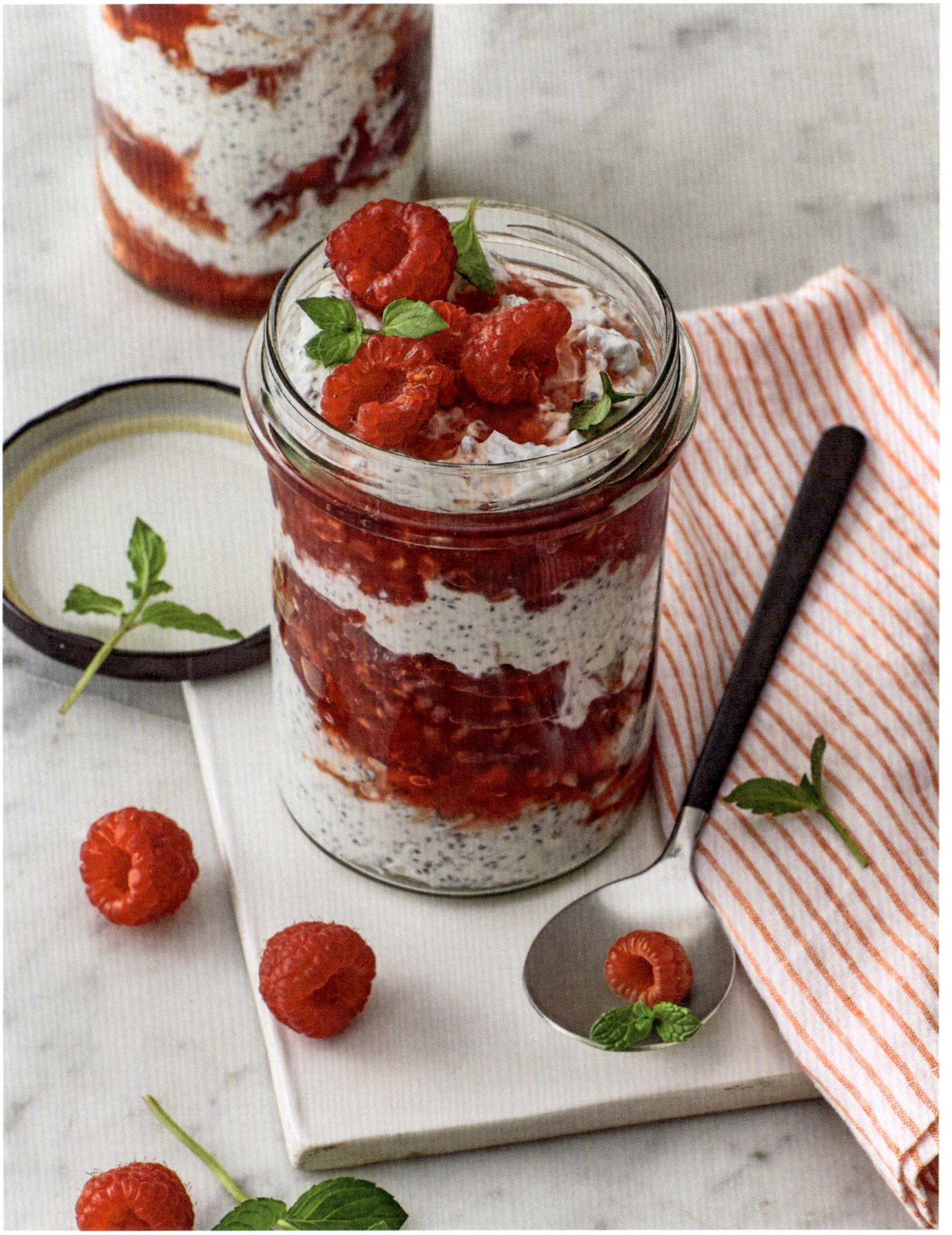

TIPP Chiasamen sind echte Kraftpakete mit einem gesunden Mix aus Pflanzeneiweiß, Ballaststoffen, Omega-3-Fetten, Mineralstoffen und Vitaminen. Viel Wasser dazu trinken, da sie stark aufquellen und Verdauungsprobleme verursachen können.

Schoko-Zimt-Creme

Für 2 Portionen | Zubereitung ca. 10 Min.

250 g Magerquark
25 g ungesüßtes Mandelmus
2 TL Backkakao
½ TL Zimtpulver
2 TL Ahornsirup
2 Sommerpflaumen
2 TL geröstete Mandelblättchen
Kakao zum Bestäuben

Pro Portion ca. 250 kcal,
21 g EW, 11 g F, 16 g KH

vegetarisch • vegetarisch •

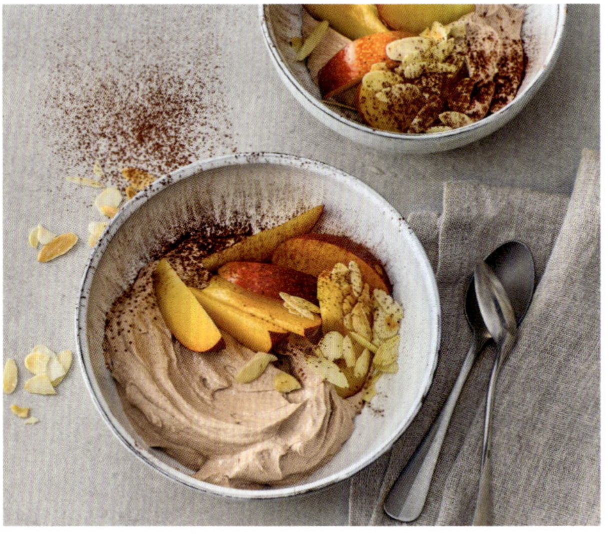

1. Quark, Mandelmus, Kakaopulver, Zimt und Ahornsirup in einen Mixer geben und cremig pürieren. Auf 2 Dessertschälchen verteilen und kalt stellen.

2. Die Sommerpflaumen waschen, trocken reiben, halbieren, entkernen und in schmale Spalten schneiden. Dekorativ auf der Creme verteilen. Vor dem Servieren mit Mandelblättchen bestreuen und mit etwas Kakao bestäuben.

Protein-Power-Shake

Für 2 Portionen | Zubereitung ca. 10 Min.

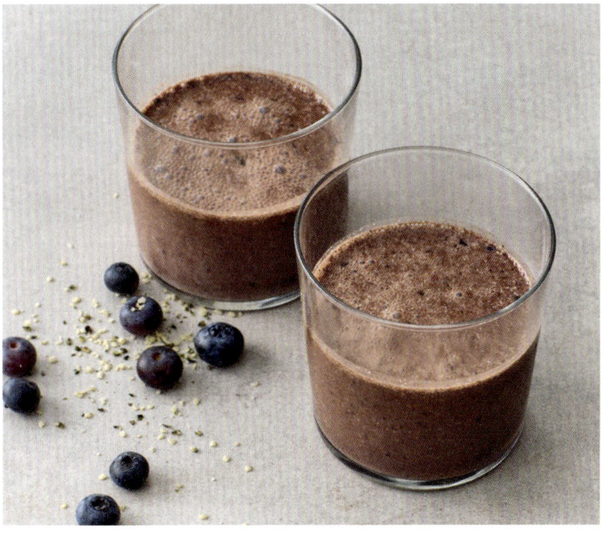

1 Medjool-Dattel
200 g TK-Heidelbeeren
50 g Mandelkerne ohne Haut
20 g ungesüßtes Mandelmus
2 TL Backkakao
2–3 TL Zitronensaft
2 TL geschälte Hanfsamen
40 g veganes Proteinpulver
(z. B. Erbse oder Hanf)

Pro Portion ca. 285 kcal,
24 g EW, 14 g F, 14 g KH

vegan • vegan • vegan • vegan •

1. Die Dattel entsteinen und grob würfeln. Gefrorene Heidelbeeren mit Dattel, allen übrigen Zutaten und 300 ml Wasser in einen Mixer geben und cremig pürieren. Je nach gewünschter Konsistenz noch etwas mehr Wasser untermixen.

2. Den Power-Shake in zwei Gläser füllen und sofort servieren.

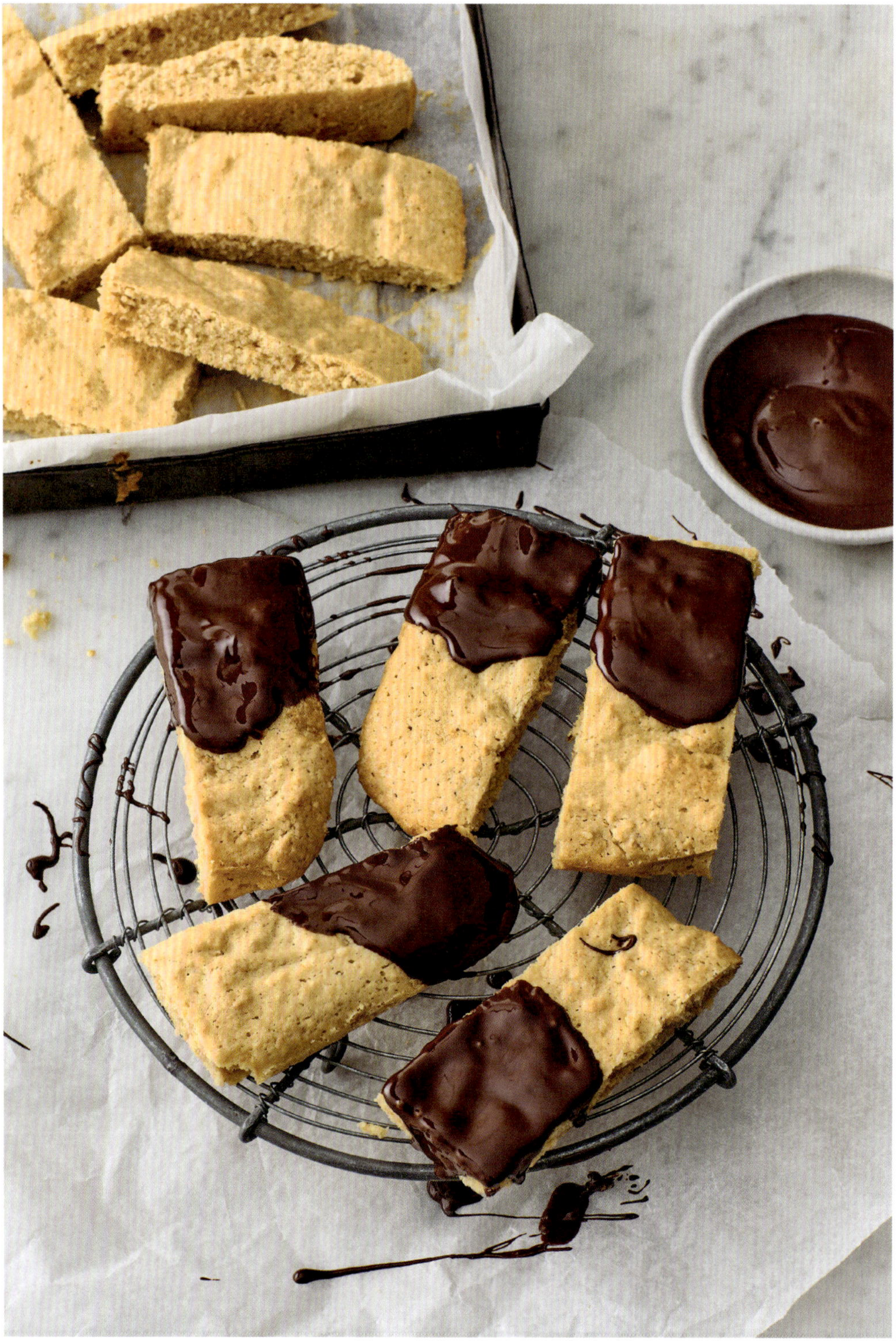

Nussige Protein-Riegel

Für 12 Stück | Zubereitung ca. 35 Min. + Wartezeit

30 g Mandelkerne ohne Haut
50 g geschälte Hanfsamen
50 g geschrotete Leinsamen
50 g Sonnenblumenkerne
35 g Kokosraspel
60 g Kokosöl
60 g ungesüßtes Nussmus
1 TL natürlicher Vanilleextrakt
Salz
30 g veganes Proteinpulver (z. B. Erbse oder Hanf)
60 g entöltes Mandelmehl
2 EL Kokosblütenzucker (20 g; oder nach Belieben alternativ Birkenzucker)
2 Eier (Größe M)
ca. 50 g Zartbitterschokolade (mind. 70 % Kakaoanteil)

Pro Stück ca. 260 kcal,
10 g EW, 22 g F, 6 g KH

vegetarisch • vegetarisch •

1. Backofen auf 160 °C (Ober-/Unterhitze; 140 °C Umluft) vorheizen. Mandeln grob hacken, mit Hanf- und Leinsamen, Sonnenblumenkernen und Kokosraspeln in einer Pfanne ohne Fett unter Rühren anrösten, bis sie duften. Sofort herausnehmen. Die Nussmischung in zwei Portionen im Blitzhacker zu Mehl mahlen.

2. Kokosöl mit Nussmus, Vanille und 1 Prise Salz in einen kleinen Topf geben und unter Rühren erhitzen. Nussmehl mit Proteinpulver, Mandelmehl und Kokosblütenzucker mischen. Ölmischung unterrühren. Die Eier mit dem Handrührgerät etwa 3 Minuten schaumig aufschlagen. Zur Masse geben und gut einarbeiten.

3. Eine Auflauf- oder Backform (ca. 20 x 20 cm) mit Backpapier auslegen. Die Masse in die Form geben, etwas festdrücken und glatt streichen. Im heißen Ofen in 12 bis 15 Minuten goldbraun backen. Aus dem Ofen nehmen, 10 bis 15 Minuten abkühlen lassen, dann in etwa 12 Riegel (à ca. 10 x 3 cm) schneiden.

4. Die Schokolade grob hacken, in eine Metallschüssel geben und über dem heißen Wasserbad schmelzen. Proteinriegel an einer Seite in die Schokolade tauchen. Etwas abtropfen lassen, dann auf einen Bogen Backpapier legen und trocknen lassen. Die fertigen Riegel in einer gut schließenden Blech- oder Plastikdose aufbewahren. So bleiben sie mindestens 2 Wochen frisch.

Cheesecake-Muffins mit Beeren

Für 6 Stück | Zubereitung ca. 50 Min. + Wartezeit

125 g Magerquark
65 g Doppelrahmfrischkäse
einige Tropfen natürlicher Vanilleextrakt
25 g Mandelmehl
3 g Johannisbrotkernmehl
1 Msp. Weinstein-Backpulver
1 Prise Salz
2 EL Kokosblütenzucker (oder nach Belieben alternativ Birkenzucker)
1 großes Ei (Größe L)
100 g gemischte TK-Beeren
Fett und Mandelmehl für die Form

Pro Stück ca. 120 kcal,
7 g EW, 8 g F, 6 g KH

vegetarisch · vegetarisch ·

1. Den Backofen auf 175 °C (Ober-/Unterhitze; 155 °C Umluft) vorheizen. 6 Mulden eines Muffinblechs (am besten beschichtet) gut einfetten und mit Mandelmehl ausstreuen.

2. Quark, Frischkäse und Vanilleextrakt in eine Schüssel geben und mit den Schneebesen des Handrührgeräts glatt rühren. Mandelmehl, Johannisbrotkernmehl, Backpulver, Salz und Kokosblütenzucker mischen. Zur Quarkmasse geben und unterrühren. Das Ei dazugeben und gut unterrühren.

3. Die Masse gleichmäßig in die vorbereiteten Muffinmulden verteilen. Gefrorene Beeren in die Mulden verteilen und leicht eindrücken. Cheesecakes im heißen Ofen etwa 30 Minuten backen. Eventuell am Ende abdecken, damit sie nicht zu dunkel werden.

4. Den Ofen ausschalten, die Ofentür öffnen und die Cheesecakes im Ofen auskühlen lassen. Muffins vorsichtig aus den Mulden lösen und nach Belieben mit frischen Beeren verzieren.

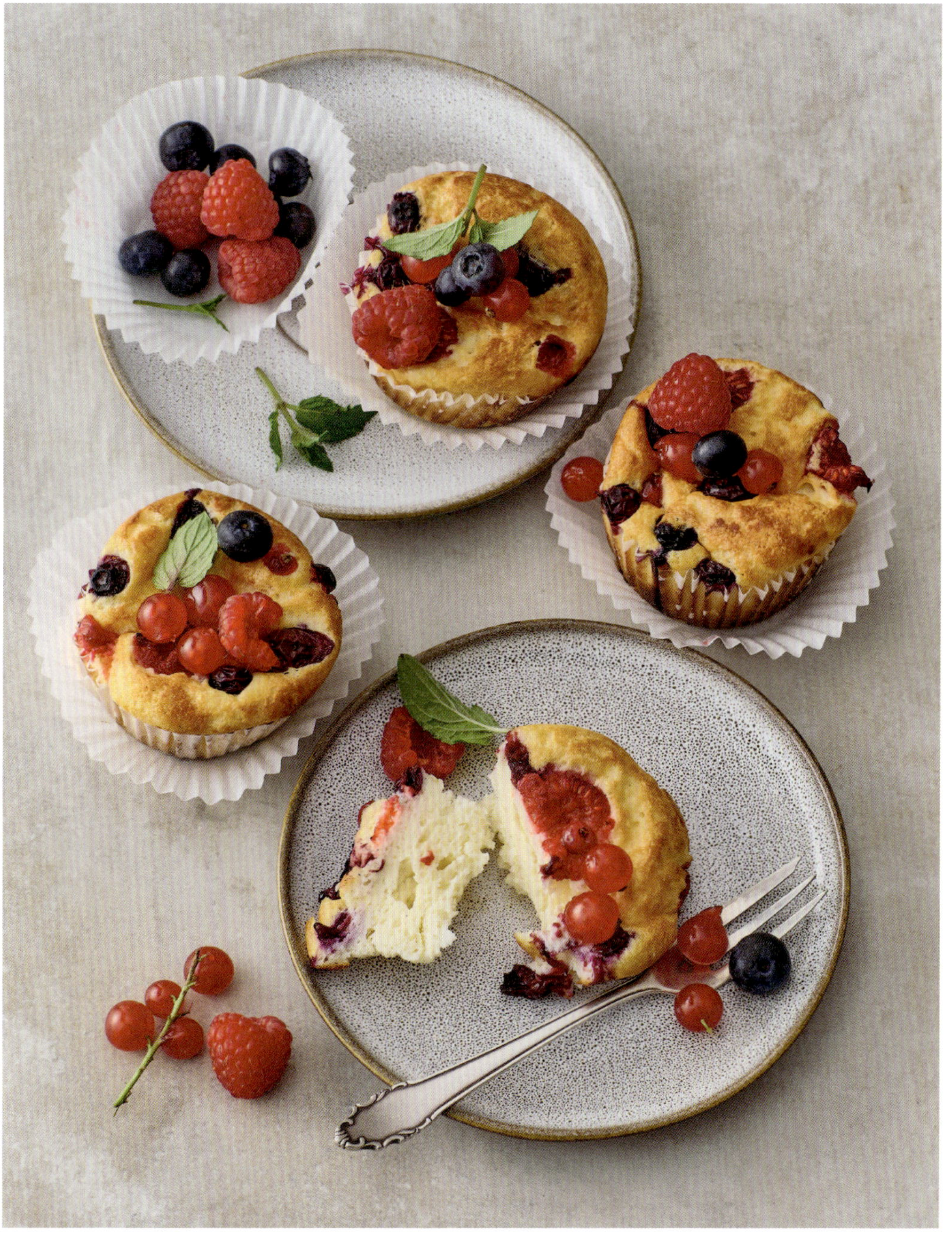

TIPP

Gut verpackt halten sich die Cheesecakes im Kühlschrank etwa 3 Tage, eingefroren etwa 3 Monate. Zum Verzehren über Nacht im Kühlschrank auftauen lassen oder noch halbgefroren als Eistörtchen genießen.

Carrot Cake Protein Balls

Für ca. 24 Stück | Zubereitung: ca. 15 Min.

2 weiche Medjool-Datteln (ca. 20 g)
125 g ungesüßtes Erdnussmus
50 g geröstete Walnusskerne
50 g veganes Proteinpulver (z. B. Erbse oder Hanf)
60 g fein geraspelte Möhren
2 EL geschrotete Leinsamen
1 TL Zimtpulver
½ TL Kurkumapulver
ca. 30 g Kokosflocken

Pro Stück ca. 65 kcal,
4 g EW, 5 g F, 2 g KH

vegan • vegan • vegan • vegan •

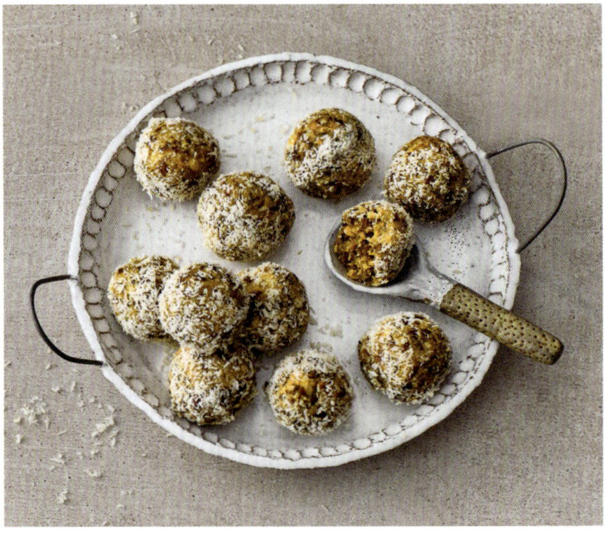

1. Die Datteln entsteinen und grob würfeln. Mit Erdnussmus und Walnüssen im Mixer fein pürieren, die Masse vom Rand herunterschieben. Alle anderen Zutaten, außer Kokosflocken, dazugeben und zu einer glatten Masse pürieren. Nach Bedarf noch 1 bis 2 TL Wasser untermixen, sodass eine formbare Masse entsteht.

2. Pro Bällchen 1 gehäuften TL der Masse abstechen und mit leicht angefeuchteten Händen zu einer Kugel rollen. Auf diese Weise etwa 24 Kugeln formen. Die Kokosraspel auf einen Teller geben und die Kugeln darin wälzen. Protein Balls in eine gut schließende Vorratsdose geben und im Kühlschrank aufbewahren. So bleiben sie etwa 2 Wochen frisch. Sie lassen sich auch einfrieren und halten sich dann etwa 3 Monate.

Vanille-Zimt-Mandeln

Für 4 Portionen | Zubereitung: ca. 10 Min.

2 EL Kokosöl
100 g Mandelkerne mit Haut
2 TL Vanillepulver
1 Msp. Zimtpulver

Pro Portion ca. 190 kcal,
6 g EW, 18 g F, 1 g KH

vegan • vegan • vegan • vegan •

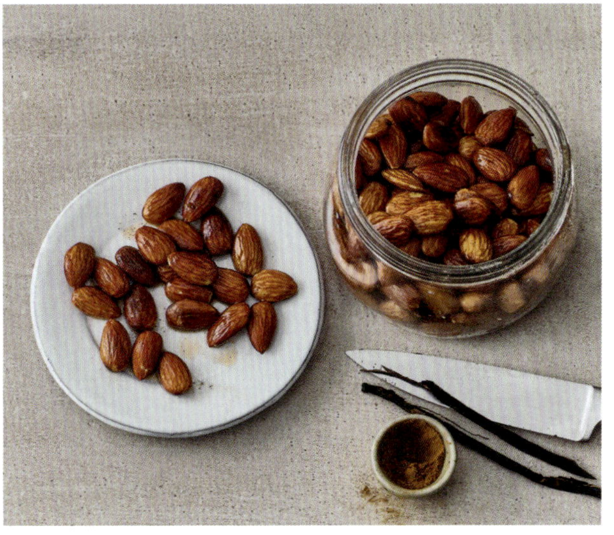

1. Das Öl in einer beschichteten Pfanne erhitzen. Die Mandeln dazugeben und bei mittlerer Hitze etwa 5 Minuten rösten. Dabei ab und zu wenden.

2. Vanillepulver und Zimt über die Mandeln streuen und kurz weiterrösten.

3. Die Mandeln aus der Pfanne nehmen und auskühlen lassen. In eine gut schließende Box oder ein Schraubglas füllen und kühl und dunkel aufbewahren.

Gurken-Kanapees mit Quarkcreme

Für 2 Portionen | Zubereitung: ca. 15 Min.

½ Salatgurke (ca. 200 g)
100 g Magerquark
1 Packung (125 g) geräuchertes Forellenfilet
1–2 TL geriebener Meerrettich (aus dem Glas; je nach gewünschter Schärfe)
½ TL abgeriebene Bio-Zitronenschale
Salz
Pfeffer aus der Mühle
4 Stiele Dill

Pro Portion ca. 125 kcal,
21 g EW, 3 g F, 4 g KH

1. Die Salatgurke putzen, waschen, streifig schälen und in etwa 3 mm breite Scheiben schneiden. Auf Küchenpapier legen und einmal wenden, sodass sie von beiden Seiten etwas trocken getupft werden. Anschließend auf einer Platte oder auf 2 Teller verteilen.

2. Den Quark mit Forellenfilet in Stücken und Meerrettich im Blitzhacker oder mit dem Stabmixer zu einer feinen Creme pürieren. Zitronenschale unterrühren, mit Salz und Pfeffer abschmecken.

3. Den Dill waschen, trocken schütteln, die Spitzen von den Stielen zupfen. Einige Spitzen zum Garnieren zur Seite legen. Übrigen Dill fein schneiden und unter die Quarkcreme heben.

4. Mithilfe von 2 Teelöffeln je einen Klecks Quarkcreme auf die Gurkenscheiben geben. Übrigen Dill in kleine Stücke zupfen und die Kanapees damit dekorieren.

Vegetarische Variante

Statt des Forellenfilets 1 hart gekochtes Ei fein würfeln und unter die Quarkcreme heben. Wenn es vegan sein soll, statt Quark und Forelle 100 g Soja-Quarkalternative mit 1 EL Olivenöl, 1 EL Zitronensaft, 1 TL veganem grünem Pesto, 1 Knoblauchzehe, Salz und Pfeffer pürieren und den Dill unterheben.

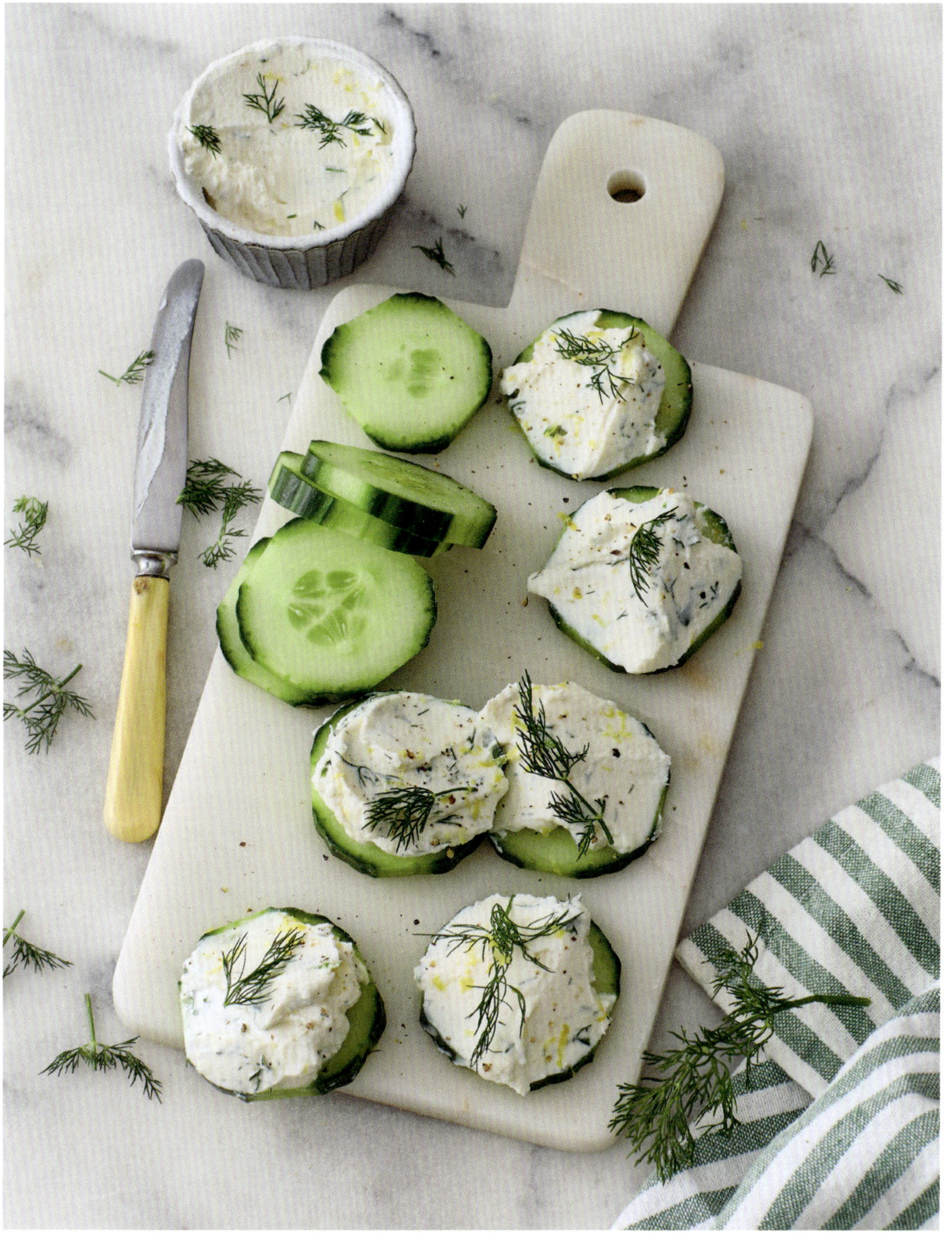

TIPP Die Creme lässt sich gut vorbereiten und bleibt abgedeckt im Kühlschrank genauso wie die Gurkenscheiben 2–3 Tage frisch. Die Creme erst kurz vor dem Servieren auf die Gurkenscheiben setzen, damit die Kanapees kein Wasser ziehen.

Hüttenkäse-Schiffchen

Für 2 Portionen | Zubereitung ca. 10 Min.

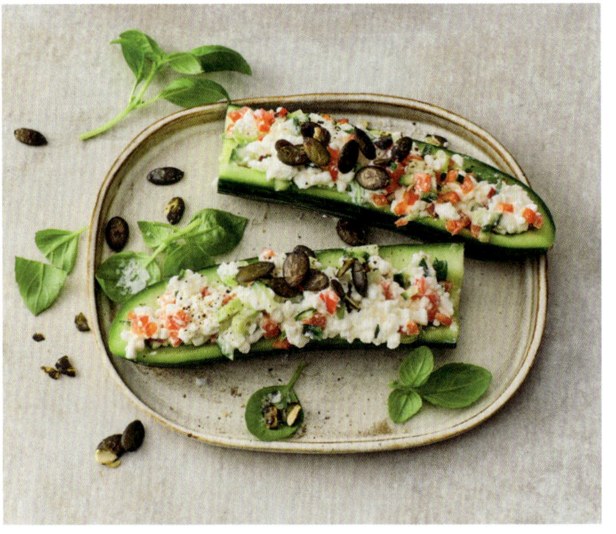

1 Salatgurke
1 rote Spitzpaprika
1 Frühlingszwiebel
3 Stiele Basilikum
200 g körniger Frischkäse
Salz
Pfeffer aus der Mühle
1 EL geröstete Kürbiskerne

Pro Portion ca. 200 kcal,
17 g EW, 8 g F, 14 g KH

vegetarisch • vegetarisch •

1. Die Gurke putzen, waschen, erst quer halbieren, dann beide Hälften jeweils längs halbieren und die Kerne mit einem Teelöffel herauskratzen. 2 Hälften umgedreht auf ein Stück Küchenpapier legen. Übrige Hälften in sehr kleine Würfel schneiden. Die Paprika putzen, waschen und ebenfalls sehr klein würfeln. Frühlingszwiebel putzen, waschen und in feine Ringe schneiden. Basilikum waschen, trocken schütteln, die Blätter von den Stielen zupfen und, bis auf einige zum Garnieren, klein hacken.

2. Den Frischkäse mit Salz und Pfeffer abschmecken. Gurken- und Paprikawürfel, Frühlingszwiebel und gehacktes Basilikum unterrühren. Die Masse in die ausgehöhlten Gurkenhälften füllen. Mit Kürbiskernen bestreuen und mit Basilikum garniert servieren.

Halloumi-Bruschetta

Für 2 Portionen | Zubereitung ca. 10 Min.

2 mittelgroße Tomaten
4 Stiele Basilikum
1 kleine Knoblauchzehe
1 TL Olivenöl
Salz
Pfeffer aus der Mühle
100 g Halloumi

Pro Portion ca. 225 kcal,
15 g EW, 17 g F, 3 g KH

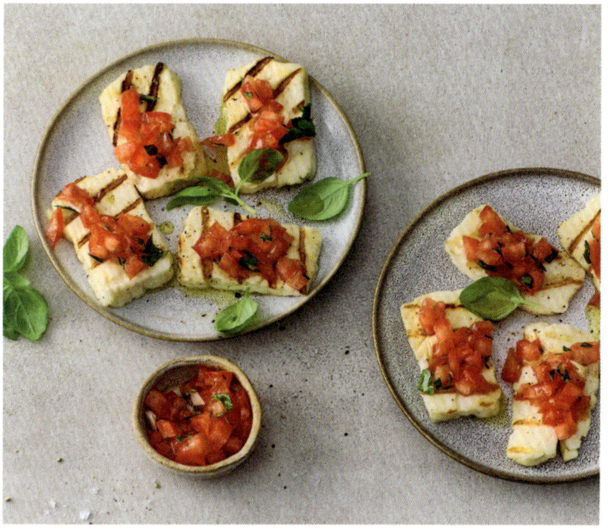

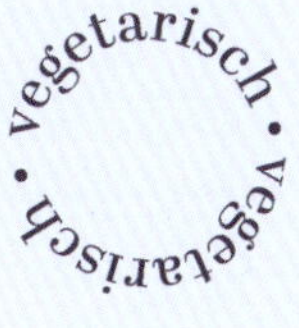

1. Die Tomaten waschen, trocken reiben, vierteln und die Kerne entfernen. Das Fruchtfleisch in kleine Würfel schneiden. Basilikum waschen, trocken schütteln, die Blätter von den Stielen zupfen und fein schneiden. Den Knoblauch schälen und fein hacken. Tomaten mit Basilikum, Knoblauch und Öl mischen, mit Salz und Pfeffer abschmecken.

2. Halloumi in Scheiben schneiden. In einer Grillpfanne ohne Fett je Seite etwa 2 Minuten braten. Auf 2 Teller verteilen. Tomatenmischung daraufgeben und sofort servieren.

Saaten-Cracker mit Ajvar-Quark

Für 8 Portionen | Zubereitung ca. 1 Std. 25 Min. + Wartezeit

Für die Cracker

80 g Chiasamen
80 g geschrotete Leinsamen
80 g Sonnenblumenkerne
60 g Sesamsamen
20 g entöltes Mandelmehl
1 EL Kürbiskerne
¾ TL Salz
1 TL getr. Thymian

Für den Ajvar-Quark

250 g Magerquark
25 g Ajvar (pikante Paprikapaste)
Salz
Pfeffer aus der Mühle

Pro Portion ca. 225 kcal,
14 g EW, 16 g F, 8 g KH

vegetarisch • vegetarisch •

1. Für die Cracker den Backofen auf 160 °C (Ober-/Unterhitze; 140 °C Umluft) vorheizen. Alle Zutaten in einer Rührschüssel mischen. Nach und nach 300 ml kaltes Wasser dazugießen und dabei gut unterrühren.

2. Die Masse auf einen Bogen Backpapier geben, mit einem zweiten Bogen Backpapier belegen und auf Backblechgröße (ca. 26 x 42 cm) ausrollen. Mithilfe des Backpapiers auf das Blech ziehen und den Teig möglichst bis in die Ecken drücken. Oberes Backpapier vorsichtig abziehen.

3. Die Cracker im heißen Ofen 20 bis 25 Minuten backen. Das Blech anschließend so drehen, dass die nach hinten zeigende Seite vorne ist und weitere 30 bis 35 Minuten backen. Dabei einen Kochlöffelstiel in die Ofentür klemmen, damit Feuchtigkeit entweichen kann.

4. Inzwischen für den Ajvar-Quark den Quark mit Ajvar glatt rühren. Dann mit Salz und Pfeffer abschmecken.

5. Die Cracker aus dem Ofen nehmen und auskühlen lassen. In etwa 16 Stücke brechen. Die Cracker mit dem Ajvar-Quark als Dip servieren.

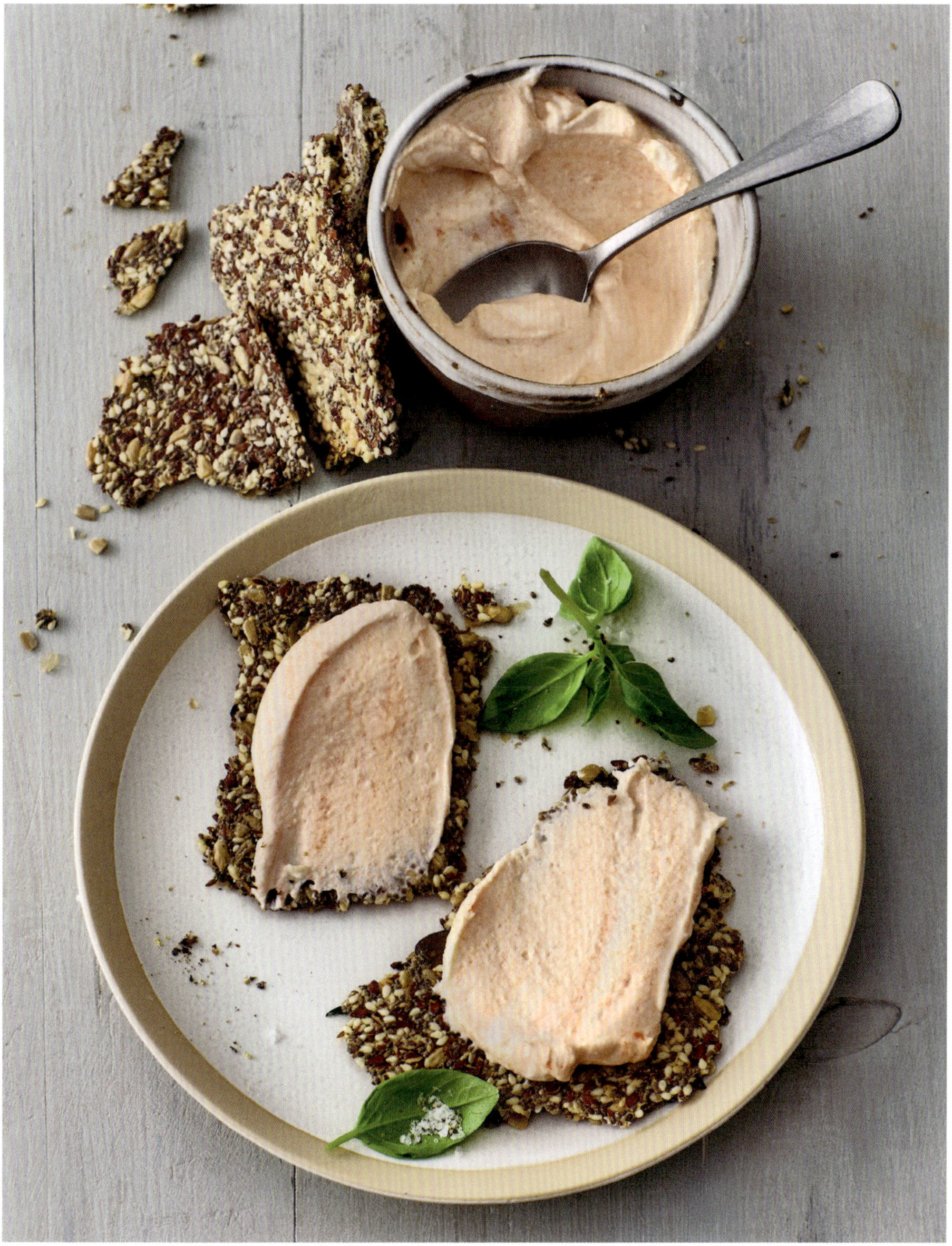

TIPP Mit jeder Menge Saaten sind die Cracker echte Ballaststoffstars. Das macht sie zu einem tollen Sattmacher, der zudem den Blutzuckerspiegel stabilisiert. Sie sind der ideale Snack oder – zerbröselt – ein Knuspertopping für Suppen oder Salate.

Gemüsesticks mit Edamame-Guacamole

Für 2 Portionen | Zubereitung ca. 15 Min.

150 g TK-Edamame
1 kleine reife Avocado (ca. 250 g)
3 TL geschälte Hanfsamen
1–2 EL Zitronensaft
Salz
1 Chicorée
1 rote Spitzpaprika
3 Stangen Staudensellerie

Pro Portion ca. 310 kcal,
15 g EW, 21 g F, 15 g KH

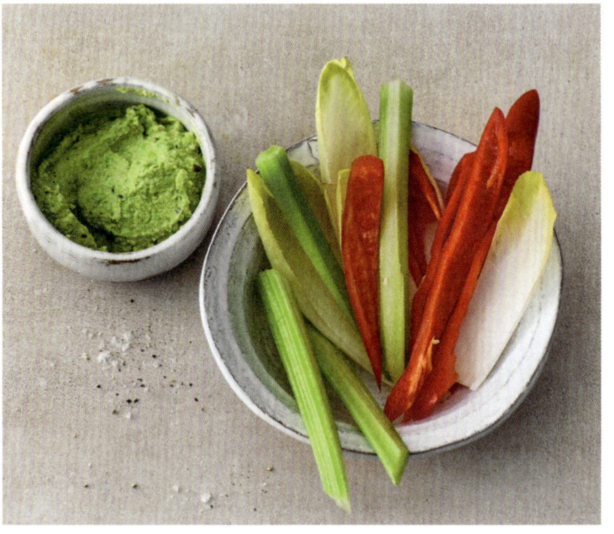

1. Für die Guacamole die Edamame mit kochendem Wasser aus dem Wasserkocher übergießen und etwa 5 Minuten ziehen lassen. Inzwischen die Avocado halbieren, den Stein entfernen und das Fruchtfleisch aus der Schale lösen. Edamame abgießen, mit Avocado, Hanfsamen und Zitronensaft fein pürieren. Mit Salz abschmecken und in einem Schälchen anrichten.

2. Chicorée putzen, waschen und in die einzelnen Blätter teilen. Paprika putzen, waschen und in schmale Streifen schneiden. Sellerie putzen, waschen, falls nötig, entfädeln und in schmale Stifte schneiden. Die Gemüsesticks mit der Edamame-Guacamole servieren.

Lachs-Gemüse-Röllchen

Für 8 Stück | Zubereitung ca. 10 Min.

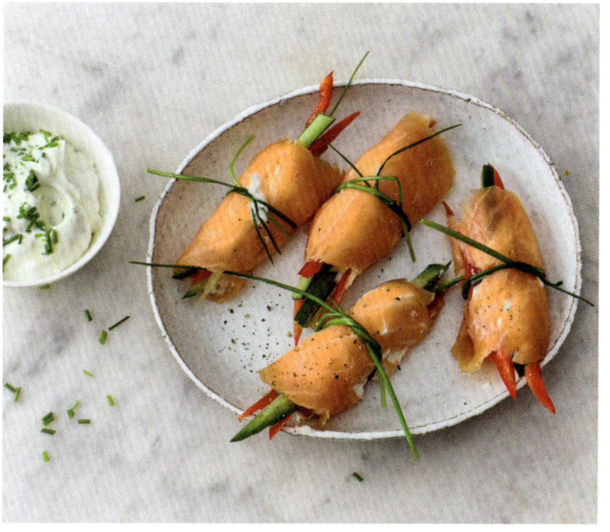

200 g Magerquark
1 Schuss Mineralwasser mit Kohlensäure
1 TL Dijon-Senf
Salz
Pfeffer aus der Mühle
1 Bund Schnittlauch
1 rote Spitzpaprika
½ Salatgurke
8 Scheiben Räucherlachs

Pro Stück ca. 70 kcal, 8 g EW, 3 g F, 4 g KH

1. Quark mit Mineralwasser und Senf glatt rühren. Mit Salz und Pfeffer würzen. Den Schnittlauch waschen und trocken schütteln. 8 Schnittlauchhalme zur Seite legen. Den Rest in schmale Röllchen schneiden und unter den Quark heben.

2. Die Paprika putzen, waschen und in längliche schmale Streifen schneiden. Gurke putzen, waschen, längs halbieren und die Kerne mit einem Teelöffel herauskratzen. Das Fruchtfleisch in längliche schmale Streifen schneiden.

3. Die Lachsscheiben mit Quarkcreme bestreichen, mit Paprika und Gurke belegen und aufrollen. Mit je 1 Schnittlauchhalm zusammenbinden. Bis zum Servieren kalt stellen. Übrige Quarkcreme dazu servieren.

SACHREGISTER

REZEPTREGISTER

Hinweis

Die Ratschläge in diesem Buch wurden mit größter Sorgfalt von Autoren und Verlag erarbeitet und geprüft. Eine Garantie kann jedoch nicht übernommen werden. Ebenso ist eine Haftung der Autoren bzw. des Verlags und seiner Beauftragten für Personen-, Sach- oder Vermögensschäden ausgeschlossen. Erkrankungen mit ernstem Hintergrund gehören in ärztliche Behandlung! Bei bereits bestehenden Beschwerden kann das Buch daher keinen fachärztlichen Rat ersetzen.

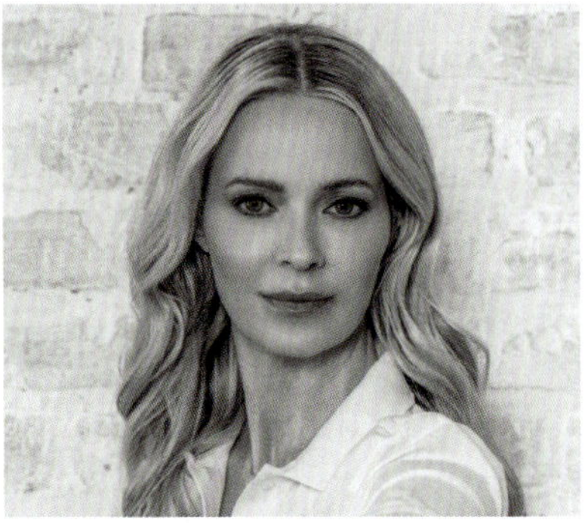

© 31Media GmbH/Peter Müller

ZU DER AUTORIN

Dr. med. Meike Diessner ist Sport- und Ernährungsmedizinerin sowie Fachärztin für Physikalische und Rehabilitative Medizin. Ihre große Leidenschaft gilt der präventiven Medizin. Wie es gelingen kann, seinen Lebensstil zu ändern und damit nicht nur Erkrankungen, sondern auch unnötigen Operationen vorzubeugen, vermittelt sie mit großem Erfolg in ihren Büchern, Vorträgen und Medienbeiträgen.

IMPRESSUM

Hinter jedem tollen Buch steckt ein starkes Team

Projektleitung: *Simone Bauer*
Texte: *Anna Butterbrod, Dr. med. Meike Diessner*
Rezepte: *Inga Pfannebecker*
Lektorat: *Edelgard Prinz-Korte*
Korrektorat: *Andrea Lazarovici*
Porträtfotografie: *31Media GmbH/Peter Müller*
Grafische Gestaltung und Satz: *Ina Zimmermann, Christopher Hammond*
Foodfotografie: *Julia Hoersch*
Foodstyling: *Adam Koor*
Herstellung: *Frank Jansen*
Producing: *Jan Russok*
Druck & Bindung: *optimal media GmbH, Röbel*

1. Auflage 2026
© 2026 Edel Verlagsgruppe GmbH,
Neumühlen 17, 22763 Hamburg
ISBN: 978-3-96584-559-6
Redaktionsanschrift:
ZS, Edel Verlagsgruppe GmbH,
Kaiserstraße 14b, 80801 München
www.zsverlag.de/kontakt
www.edelverlagsgruppe.de/kontakt

BILDNACHWEIS

Prof. Dr. Christoph Kleinschnitz: S. 17
Shutterstock: S. 2, 3, 11, 14, 15, 16, 17, 19, 22, 23, 26, 27, 28, 29, 30, 32, 33, 42, 43, 44, 45, 48, 49

LIEBE LESERINNEN, LIEBE LESER,

wie schön, dass Sie ein Buch von ZS in den Händen halten. „Jetzt leben!“ ist das Motto unseres Verlages. Es steht für Genuss und Inspiration, Unterstützung und Motivation. Ob Kulinarik oder Fitness, Gesundheit oder Lebenshilfe – seit über 30 Jahren bieten wir kompetente Ratgeber für (fast) alle Lebenslagen. Wir lieben Tradition genauso wieInnovation – sie treiben uns an. Unsere Autorinnen und Autoren sind Menschen, die zu ihrem Thema wirklich etwas zu sagen und zu schreiben haben. Unsere Produkte sind erzählerisch, appetitmachend und als gedruckte Bücher haptisch echte Erlebnisse. Für Sie mit ganz viel Liebe gemacht! Entdecken Sie mehr aus unserer wunderbaren Welt!

UNSER VERLAGSHAUS

Mit Standorten in Hamburg und München zählt die Edel Verlagsgruppe zu den größten unabhängigen Buchanbietern Deutschlands. Zur Gruppe gehören die Verlage Dr. Oetker Verlag, Edel Sports, KARIBU und ZS.

ZS – Ein Verlag der Edel Verlagsgruppe
www.zsverlag.de
www.facebook.com/zsverlag
www.instagram.com/zsverlag

NEWSLETTER

Was koche ich heute Feines? Und wie geht das – schmackhaft und gesund? Melden Sie sich jetzt zum ZS-Genuss-Service an und verpassen Sie keine kulinarischen und gesundheitlichen Trends mehr. Wir informieren Sie regelmäßig über unsere Neuerscheinungen, Aktionen oder Gewinnspiele und verraten Ihnen unsere Lieblingsrezepte!

GEWINNEN

Unter allen Neuabonnierenden verlosen wir jeden Monat eine *ZS-Genuss-Box* im Wert von 75,00 €.

Jetzt anmelden unter:
www.zsverlag.de/newsletter
oder den QR Code scannen:

ANMELDEN!